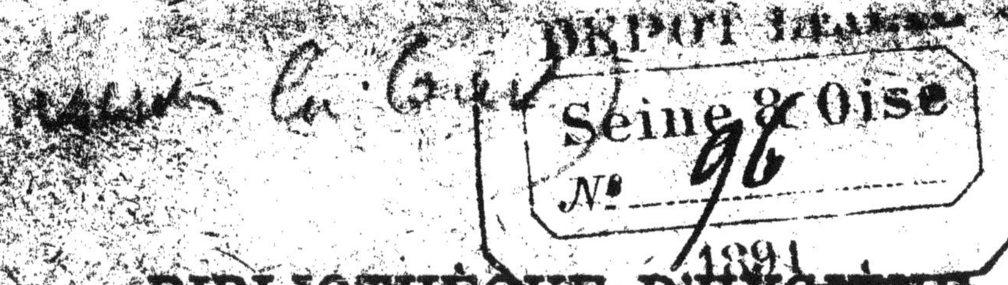

BIBLIOTHÈQUE D'HYGIÈNE
DES DEUX SEXES

N° 1

LA GÉNÉRATION

COPULATION — FÉCONDATION GROSSESSE — ACCOUCHEMENT ALLAITEMENT

par

Le Dr HAYÈS

Prix : 25 centimes

PARIS
E DES PUBLICATIONS MODERNES
18, rue Montmartre, 18

1891

Bibliothèque d'Hygiène des deux Sexes

à 25 centimes le volume

La *Bibliothèque d'hygiène des deux sexes* comprendra 50 volumes dont les titres suivent :

	Vol.
La Génération	1
L'Amour conjugal	2
Hygiène des deux sexes	1
L'Onanisme	1
La Blennorrhagie	1
Syphilis	1
Mariage	1
L'Accouchement	3
L'Impuissance	1
La Stérilité	2
La Nymphomanie	1
Les Fraudes génésiques	1
Hygiène de la femme en couches	1
Hygiène des nouveau-nés	1
Maladies des femmes	1
Hygiène de la beauté	1
La Pédérastie	1
Le Tribadisme	1
L'Onanisme chez la femme	1
Médecine des passions	1
Hygiène de la puberté	1
Hygiène des adultes	1
Hygiène de l'âge critique	1
Hygiène des professions	2
Le Satyriasis	1
La Fécondation naturelle	1
La Fécondation artificielle	1
La Grossesse	1
Hygiène de la femme enceinte	1
La Prostitution	4
Les attentats aux mœurs	1
La Syphilis dans le mariage	1
La Syphilis chez les nouveau-nés	1
La Virginité	1
La Défloration	1
Instruments d'accouchement	1
Anatomie des organes génitaux	1
L'Hérédité	1
Les Tempéraments	1
Les Hystériques	2
Hygiène de l'homme	2

Il paraît un volume par semaine : **25** centimes

Souscription à la Collection complète envoyée franco : **15** francs

LA GÉNÉRATION

LA GÉNÉRATION

COPULATION — FÉCONDATION
GROSSESSE — ACCOUCHEMENT
ALLAITEMENT

par

Le Dr HAYÈS

PARIS
LIBRAIRIE DES PUBLICATIONS MODERNES
18, rue Montmartre, 18

1891

La Génération

La génération est cette fonction par laquelle les êtres vivants se reproduisent et perpétuent leur espèce. C'est par cette faculté des corps organisés que la nature a pris soin de leur conservation. Elle se compose chez l'homme et les mammifères, de cinq ordres de phénomènes qui sont : la *copulation*, la *fécondation ou conception*, la *grossesse*, l'*accouchement* et l'*allaitement*. La génération emploie des procédés variables, suivant les espèces, mais il en existe un qui est tellement répandu, qu'on peut dire qu'il est universel, et que les autres ne sont que des exceptions. C'est la génération par *germes ou œufs*.

Les deux autres procédés sont : la *scission* et la *gemmation*.

C'est chez les êtres inférieurs, chez les infusoires que l'on observe la *scission*. Le corps de l'animal se divise en deux parties symétriques qui se complètent chacune de leur côté, pour former un animal entier.

La *gemmation* consiste dans la production d'un bourgeon sur le corps de l'animal souche. Ce bourgeon grossit, se développe peu à peu, et à un certain moment se sépare pour vivre isolément.

Certains animaux inférieurs, comme les polypes, se développent par ces deux procédés à la fois, par scission transversale, et en même temps par gemmation, pour donner naissance à ces ramifications sans nombre.

On admettait jadis que les animaux les plus inférieurs pouvaient se créer *spontanément,* de toutes pièces, sans le concours d'aucune espèce de division, de contact ni d'accouplement. C'est là la théorie de la génération dite spontanée. Cette hypothèse remonte à la plus haute antiquité. C'est une erreur généralement répandue chez les anciens.

Epicure prétendait que la terre avait produit tout.

Aristote disait que tout corps sec qui devient humide et tout corps humide qui devient sec, produit des animaux, pourvu qu'il soit susceptible de les nourrir. Ainsi, il faisait provenir plusieurs poissons du limon et du sable.

Les chenilles, des feuilles vertes.

Les poux, de la chair.

Les puces, de la fermentation des ordures.

Les vers, de la chair corrompue et du fromage.

Avant lui, et longtemps après, on attribuait la formation des rats et des taupes à la terre; à la boue, celle des grenouilles; aux fruits véreux, aux viandes pourries, celle des vers, des mouches et des divers insectes.

Ce n'est qu'au XVIIe siècle que la lumière commença à se faire sur cette question, quand Redi démontra que les vers ne naissent pas des viandes putréfiées. Il recouvrit avec de la gaze, des viandes en voie de putréfaction, et il vit clairement qu'il ne s'y développait plus de mouches, mais qu'en revanche, les mouches venaient déposer leurs œufs sur cette gaze, et de préférence dans les endroits les plus rapprochés de la chair, sur laquelle elles ne pouvaient arriver.

Les expériences des physiologistes ne tardèrent pas à venir ruiner à leur tour cette théorie de la génération spontanée.

Spallanzani fit bouillir plusieurs infusions pour détruire tous les germes qu'elles auraient pu contenir. Il les répartit dans plusieurs récipients. Les uns restèrent débouchés, les autres furent bouchés avec un tampon d'ouate et le mieux possible.

Il obtint toujours des infusoires dans les flacons débouchés, tandis qu'il en trouva fort peu dans ceux qu'il avait mis à l'abri des choses extérieures.

Milne-Edwards répéta cette expérience dans deux tubes, l'un ouvert, l'autre fermé à la lampe, il plongea les deux dans l'eau bouillante. Après quelques jours, il trouva des infusoires dans le tube ouvert, et pas un seul dans le tube fermé.

Cependant il restait encore quelque chose en faveur de cette fameuse théorie, c'était la génération dite spontanée des entozoaires. On ne pouvait à cette époque expliquer autrement la présence des vers dans le foie, dans le cerveau, dans les muscles, etc. Mais, depuis que l'histoire des helminthes a été faite, cette hypothèse n'est plus admissible.

Les entozoaires ont, en effet, des organes génitaux et des œufs en nombre immense, il n'est donc plus possible de croire à la génération spontanée.

Régénération chez les animaux

Grâce à la nutrition, il existe une compensation perpétuelle entre les dépenses et les pertes. Mais, aussitôt qu'il y a rupture d'équilibre, la nutrition s'exagère pour réparer les pertes.

Ainsi, lorsqu'un animal vient à perdre une portion de ses tissus, il se produit une exagération de nutrition dans les parties voisines, il se fait un travail de régénération pour combler le vide.

Ce travail de réparation existe chez tous les êtres vivants, mais à des degrés très variables.

Il est extrêmement développé chez les êtres inférieurs, tandis que chez l'homme, il se borne à la réparation de quelques tissus.

Chez les végétaux, la tendance à la reproduction se manifeste au plus haut degré, toutes les parties se reproduisent; racines, branches, etc.

Chez les lézards, les orvets, dont la queue se rompt très facilement, on voit cet organe se reproduire très rapidement.

Chez la grenouille et les crapauds, les pattes se reproduisent. On a même observé chez ces animaux la reproduction de l'œil, lorsque le nerf optique a été conservé.

Chez les poissons, les nageoires se reproduisent.

Réaumur a observé chez les crustacés, les insectes et les arachnides, la régénération des pattes, des serres et des antennes.

Chez les mollusques, cette puissance réparatrice est encore plus accusée, et Spallanzani a même observé chez eux la reproduction de la tête, si avec elle on n'a pas enlevé les ganglions nerveux.

Tout le monde connaît la puissance régénératrice chez les vers, on la voit se manifester sur des tronçons. Si l'on coupe un ver d'eau douce en travers, chaque moitié reproduit un ver entier.

Tremblay a fait des expériences bien connues sur les hydres, où l'aptitude à la reproduction atteint presque le maximum d'intensité. Toutes les parties du corps de ces animaux peuvent être remplacées, de manière que chaque moitié produit un animal entier, quel que soit *le sens dans lequel on l'a divisé, en travers, en long ou en bandes longitudinales.* Tremblay coupait une hydre en petits morceaux, dans toutes les directions, et chacun de ces morceaux reproduisait un animal entier. Un animal coupé en long ou travers, donne des prolongements qui deviennent des bras, acquiert une cavité alimentaire, et reconstitue ainsi un polype entier.

Mais, si un seul petit morceau du corps du polype peut reproduire un animal complet, les bras sont incapables de régénération.

En résumé, dans les êtres les plus inférieurs, chaque partie de l'organisme est douée des propriétés de l'ensemble. Rien n'est spécialisé. Les propriétés vitales de ces animaux répandues partout, sont obscures, il est vrai, mais elles sont douées d'une grande énergie. Elles résident dans chaque fragment de l'animal à un degré égal. Mais à mesure que les êtres se perfectionnent, les propriétés vitales se localisent dans des appareils déterminés et chaque partie devient l'instrument d'une fraction.

C'est pour cela que chez l'homme, cette faculté de reproduction est très bornée et ne peut régénérer que quelques parties accessoires.

Reproduction en général chez les animaux

Puisqu'aucun animal ne peut s'engendrer spontanément, un animal est donc la reproduction d'un autre animal créé avant lui.

Les procédés par lesquels se fait la reproduction incessante des animaux se réduisent à trois.

1° Par suite de l'accroissement exagéré, une tendance diffuse à la reproduction existe dans tout l'être, son corps est forcé de se diviser spontanément. Le résultat de cette division est la constitution de deux forces procréatrices qui se complètent et deviennent un animal entier.

2° Chez les êtres plus parfaits, la tendance à la reproduction est moins diffuse, elle se localise dans certaines régions où naissent des bourgeons qui prennent la forme de l'animal souche et s'en séparent ensuite.

3o Chez les êtres encore plus parfaits, la tendance à la régénération est encore plus circonscrite, elle réside sur un point très limité, sur un organe véritable de la reproduction.

Dans cet organe se forment des amas de matière organisée, généralement de forme globulaire, susceptibles de devenir des animaux semblables à ceux dont ils proviennent.

Ce sont des germes.

Tantôt ces germes peuvent se développer seuls: ce sont des *spores*. Tantôt ils ont besoin d'un autre élément, du contact d'une substance génératrice: œufs ou ovules. Le germe diffère du bourgeon en ce qu'il ne se développe pas sur l'être qui l'a formé. Il contient sur lui tout ce qui est nécessaire au développement et il ne se développera qu'après s'être séparé de l'être qui lui aura donné naissance.

Chez les animaux où la reproduction se fait par des œufs, l'existence d'un autre élément est nécessaire, c'est le *sperme*, et l'acte par lequel le sperme s'unit à l'ovule est la *fécondation*.

Sperme ou Elément mâle

Le sperme est un liquide blanchâtre, visqueux, peu filant, d'odeur spéciale, dite spermatique, produit par les organes génitaux mâles, et projeté dans l'appareil femelle pour servir à la fécondation. La partie solide, essentielle est absorbée par le vitellus de l'ovule femelle et les parties accessoires sont rejetées avec le mucus génital. Il se trouve ainsi réduit à l'essentiel, c'est-à-dire aux spermatozoïdes.

Les *spermatozoïdes,* regardés longtemps comme des animaux, sont des éléments anatomiques formés de 2 parties, la tête et la queue. Leur forme varie suivant les animaux.

L'eau et l'urine les tuent, ainsi que les liquides mêmes légèrement acides et l'alcool.

Les alcalins étendus excitent au contraire leur vitalité.

Les sérosités, le sang des règles, les flueurs blanches simples ne les tuent pas.

C'est dans le mucus sécrété par l'utérus

et par les trompes que les spermatozoïdes manifestent le plus leurs mouvements.

Après l'éjaculation ils vivent dans le mucus des trompes :

9 jours chez la chienne et tout l'hiver chez les chauves-souris.

Le liquide spermatique est formé par la combinaison des liquides suivants :

1° Liquide des vésicules séminales.

2° Liquide prostatique.

3° Liquide des glandes bulbo-uréthrales.

Le liquide des vésicules séminales, n'a pas d'odeur spermatique, il est demi liquide et non filant, le sperme des dernières éjaculations est composé surtout par elle et par le liquide prostatique.

Le liquide prostatique est sécrété seulement au moment de l'éjaculation ; il est alcalin, inodore, de couleur laiteuse. C'est cette sécrétion qui donne au sperme sa couleur blanchâtre.

Le liquide des glandes bulbo-urethrales est sécrété pendant l'érection et au moment de l'éjaculation.

Ce liquide est visqueux et très filant, il rend glissantes les parties qu'il mouille. C'est lui qui donne au sperme son état filant.

La quantité de chaque éjaculation varie de 6 à 8 centimètres cubes.

L'odeur du sperme ne se rencontre dans aucun des liquides qui le composent. Elle résulte du mélange.

Cette odeur rappelle celle de la corne râpée.

Les testicules syphilitiques, les tuberculeux ne possèdent pas de spermatozoïdes. La phtisie avant la puberté, empèche l'apparition des spermatozoïdes.

Mouvements des spermatozoïdes

Les spermatozoïdes sont animés de mouvements. Si le froid ou la dissication les arrête, la chaleur ou l'eau légèrement alcaline les ranime.

Entre 2 lames de verre on a vu leurs mouvements persister pendant 12, 24 et même 30 heures.

Après la mort, les spermatozoïdes se meuvent encore pendant 3 jours chez l'homme et 5 à 6 jours chez les mammifères.

Chez les suppliciés on les a vus persister aussi pendant 3 jours.

Ils vivent quelques minutes dans la salive et 5 heures environ dans le lait où le sang non aigri.

Développement des spermatozoïdes

Ces filaments spormatiques, se forment dans les canaux séminifères du testicule, nombreux tubes entortillés qui viennent aboutir au bord postérieur du testicule. Ces canaux sont très nombreux, on en compte de 1000 à 1200 pour chaque testicule.

Leurs parois sont nécessairement très minces et presque entièrement remplies par une membrane épithéliale qui sécrète le sperme.

Chez l'enfant et chez le vieillard affaibli, le testicule est inactif, mais, à l'époqne de la puberté on peut aisément distinguer parmi les cellules épithéliales des tubes séminifères des *cellules plus volumineuses* (cellules mères). Ces cellules sont tout à fait comparables à l'*ovule* de la femme. On pourrait très bien les nommer *ovules mâles*.

Ce sont ces cellules mères qui prolifèrent et donnent ainsi naissance à un groupe de *jeunes cellules dont* chacune va se transformer bientôt en un *spermatozoïde.*

C'est pour cela qu'on a nommé ces jeunes cellules des *spermatoblastes*.

C'est la tête qui se forme la première dans le pédicule qui relie le spermatoblaste à la cellule mère ou ovule-mâle.

Bientôt apparait à l'extrémité opposée, la queue du spermatozoïde. C'est alors que le spermatoblaste s'atrophie et abandonne le spermatozoïde avec les caractères qu'on lui retrouve dans les canaux testiculaires jusqu'à son émission.

Au siècle dernier, malgré la découverte des spermatozoïdes, la plupart des auteurs admettaient encore la théorie, de l'*aura seminalis*, c'est à-dire qu'une sorte d'atmosphère se dégageant de la semence du mâle, fécondait la femelle. Cette théorie semblait expliquer les faits exceptionnels de fécondation des femmes vierges et des religieuses cloitrées.

Cette hypothèse fut renversée par Spallanzani qui prouva que le sperme, bien qu'étendu d'une quantité d'eau pouvait encore féconder des œufs. Dès lors, on ne pouvait plus admettre le pouvoir fécondant de la vapeur dégagée du sperme.

Voici comment il expérimenta :

Il plaça une grande quantité de sperme dans un verre de montre.

Dans un autre verre semblable il plaça les œufs, qui, grâce à leur viscosité, restaient adhérents au verre et permettaient de le renverser en le plaçant immédiatement au dessus du sperme et en ne laissant entre ces deux substances qu'une très faible distance

Il expose ce petit appareil pendant plusieurs heures à une température de 20 degrés environ.

Les œufs soumis à cette influence ne présentèrent *aucune trace de développement* mais, si l'on mettait ces œufs en contact avec le sperme, la fécondation se manifestait de suite par les phénomènes de développement.

Le pouvoir fécondant du sperme est très actif et *une goutte de solution de sperme à 1/10,000 peut encore être très propre à la fecondation.*

Eléments femelles

OVAIRES — OVISACS — OVULES, ETC.

Les ovaires sont les organes secréteurs des ovules. Les ovaires ont la forme d'une amande, leur couleur est blanchâtre. Leur surface est lisse et régulière chez la vierge. puis elle se couvre de cicatrices qui augmentent de nombre à mesure que la femme avance en âge.

Ces cicatrices correspondent à la rupture des vésicules de de Graaf, rupture qui a lieu tous les mois au moment de la menstruation.

Le poids des ovaires est de 6 à 8 grammes ; le tissu ovarien peut être divisé en deux portions qui diffèrent par l'aspect, la consistance et la structure. En un mot, il y a la substance corticale et la substance médullaire.

La substance corticale est parsemée d'une quantité innombrable de petits corps microscopiques appelés *ovisacs* qui renferment ordinairement chacun un ovule. Sappey estime qu'une jeune fille de 18 à 20 ans possède dans ses ovaires 700.000 ovisaes environ.

Les *ovisacs* ou vésicules de de Graaf sont, comme on le voit, extrêmement nombreux, ils offrent une forme sphérique. et un diamètre moyen de 40 millièmes de millimètres. La paroi de l'ovisac est formée par une membrane unique, mince, transparente et assez résistante.

Le contenu, dans les premiers temps de la vie est unique et formé par une masse de cellules épithéliales qui renferme l'*ovule* à son centre.

Au moment de la puberté, les ovisacs

augmentent de volume et un liquide se forme au milieu de la masse épithéliale et entraîne ainsi l'ovule vers la paroi de l'ovisac.

Les œufs ou ovules sont donc contenus dans les vésicules de de Graaf ; chaque vésicule en renferme un, rarement deux et très exceptionnellement trois.

Cet ovule peut être considéré comme une cellule parfaite, c'est-à-dire pourvue d'une enveloppe épaisse et transparente : membrane vitelline.

Chez la femme réglée, l'ovule a doublé ou triplé de volume.

Vitellus. — Le vitellus ou jaune de l'œuf offre une teinte jaunâtre, il est formé d'un protoplasma visqueux tenant en suspension une quantité considérable de granulations. Le vitellus est l'analogue de l'œuf des oiseaux.

Vésicule germinative. — Cette vésicule représente un noyau de cellule parfaitement arrondi. Son contenu est une substance transparente.

Tache germinative. — C'est un corpuscule arrondi, parfaitement homogène et représentant le nucléole du noyau.

De la reproduction dans l'espèce humaine

Le mode de reproduction de l'homme ne diffère point dans ses actes généraux de celui des autres espèces. Tous les faits étudiés chez l'homme et les mammifères, ont été trouvés absolument semblables. On peut donc conclure à une analogie complète.

On peut décrire actuellement et avec exactitude tous les faits de la reproduction de la fécondation et du développement qui furent si longtemps enveloppés de mystères.

Hippocrate supposait que les deux sexes possèdent chacun deux semences, l'une forte, l autre faible dont ils tirent la source de toutes leurs parties du corps, et principalement des centres nerveux ; que le mélange de ces liqueurs dans l'utérus, sous l'influence de la chaleur de cet organe donne naissance à l'embryon. Enfin, que des deux semences, la plus forte engendre les mâles et la plus faible, les femelles.

Aristote admet que le fluide séminal, dont il reconnaît l'existence chez les mâles, renferme quelque chose d'éthéré et d'immatériel, contient surtout l'élément des autres parties et fournit la forme de l'embryon avec le principe de son mouvement.

D'un autre côté, la femme n'ayant pas de semence, le sang des règles en tient lieu.

Il admet encore que le sang est épaissi par le principe éthéré de la semence de l'homme et qu'enfin, l'embryon naît de cette coagulation. Selon lui, le sang menstruel serait le marbre, le sperme le sculpteur, et le fœtus la statue.

Ces systèmes, qui nous semblent absurdes aujourd'hui, ont cependant vécu jusqu'au XVIIIe siècle. Ce n'est qu'en 1837 que des savants étudièrent le développement du poulet et apportèrent ainsi quelques faits positifs. Ayant ouvert des femelles après l'accouplement, ils aperçurent sur l'ovaire *autant de déchirures qu'ils trouvèrent d'œufs sur la matrice.* Ils comprirent de suite l'importance de ces vésicules que l'on considéra désormais comme des œufs véritables.

Cette découverte eut un grand retentissement car c'était dire que la femme avait aussi des œufs comme les femelles des mammifères.

Cette découverte amena de nouvelles discussions. Il s'agissait de savoir si l'homme se forme après la fécondation, ou s'il existe tout formé dans le sperme à l'état d'hommuscule. On voyait dans ce liquide des animaux qui n'avaient plus qu'à se développer. Alors la femelle n'était plus pour eux l'être générateur, elle était seulement, d'après eux, un terrain apte à la gemmation, de sorte que pour ces savants-là, ce n'était *plus la première femme*, *mais bien le premier homme* qui aurait porté toutes les générations.

En résumé, les deux faits principaux étaient acquis à la science : la formation des œufs dans l'ovaire et l'existence des spermatosoïdes.

Tous les travaux ultérieurs se basèrent sur ces deux faits, et l'on peut dire aujourd'hui, avec certitude *que la génération de l'homme et des mammifères est identique à celle des animaux ovipares.*

Ovulation — Chute de l'œuf — Causes de sa chute — Epoque de sa chute

L'ovulation est la fonction spéciale de l'ovaire qui nourrit les ovules qu'il a produit jusqu'au moment de leur maturité.

L'œuf ne tombe pas de l'ovaire de la

même façon chez tous les animaux. Il y a une différence à ce sujet entre l'espèce humaine et les animaux.

Chez les oiseaux, les reptiles et les poissons, l'œuf occupant toute la poche que lui fournit l'ovaire, tombe de lui-même quand il est arrivé au volume voulu.

Chez l'homme et les mammifères au contraire, l'œuf n'occupant qu'un tout petit volume par rapport à la poche qui le contient, nécessite l'intervention d'un liquide spécial pour distendre la paroi, la déchirer et faire sortir l'ovule.

C'est sous l'influence des excitations génitales que ce liquide est sécrété en abondance. Alors la paroi de l'ovisac s'amincit, s'atrophie et se rompt au point culminant en laissant échapper son contenu, c'est-à-dire le liquide et l'ovule.

Après la chute de l'ovule, les parois de l'ovisac se rétractent et il se produit un travail de cicatrisation qui donne naissance à ce qu'on a appelé *le corps jaune*. Ces corps jaunes se développent de deux façons différentes, suivant qu'il y a eu fécondation ou non.

S'il y a eu fécondation, le corps jaune se développe jusqu'au troisième mois, il a le volume d'un gros pois ou d'une noisette. A partir du troisième mois, il commence à décroître jusqu'à la fin de la grossesse.

Ce corps jaune, dans ce cas, est un élément important pour reconnaître l'avortement.

S'il n'y a pas eu fécondation, les parois déchirées de l'ovisac s'hypertrophient et forment des replis qui comblent la cavité laissée par l'écoulement du liquide. Cette petite saillie s'accroit pendant une huitaine de jours et s'atrophie assez rapidement.

Causes de la chute de l'œuf

Finalement ces corps jaunes finissent par se détacher et disparaître en ne laissant qu'une cicatrice étoilée.

D'après les belles expériences de Coste et de Ponchet sur les lapines, il est clair que la présence du mâle et l'accouplement, achèvent de murir les œufs. L'accouplement n'est donc pas la cause de la chute des œufs, mais il avance considérablement ce phénomène.

Les œufs arrivés à maturité se détachent d'eux-mêmes pour parcourir l'oviducte. Cette chute spontanée est le cas le plus fréquent, puisqu'elle s'observe pendant des années sur les femmes vierges.

Epoque de la chute de l'œuf — Rut Menstruation

On trouve des vésicules de de Graff, très développées chez les mammifères à l'époque du rut.

Ces vésicules existant avant la naissance, restent stationnaires jusqu'à la puberté, et, leur accroissement commence quand apparaissent les caractères du sexe, la faculté de reproduction et l'instinct de la génération.

A cette époque, ce phénomène retentit sur tout l'organisme, les organes se développent, des secrétions s'établissent, et l'instinct de la reproduction devient impérieux. Les femelles qui fuyaient les mâles auparavant, cèdent à leurs poursuites.

Cet état est de courte durée, surtout s'il y a accouplement, car il cède en général au coït.

Alors, la femelle perd son ardeur, fuit le mâle jusqu'à ce que, après un temps plus ou moins long, les mêmes phénomènes physiologiques se manifestent avec les mêmes besoins. C'est l'ensemble de ces phénomènes qui constitue le rut.

D'après Aristote, les mammifères ont des règles au moment du rut, mais règles moins abondantes que celles de la femme.

Les signes du rut sont variables suivant les espèces.

Chez les poules, la crête est plus rouge.

Chez les chiennes et les lapines, la vulve se gonfle et s'injecte violemment, et chez la chienne, cette tuméfaction est accompagnée d'un écoulement muqueux qui attire les mâles.

Chez les singes, le rut est accompagné d'un écoulement sanguin assez abondant.

La périodicité du rut est positive pour plusieurs animaux domestiques.

Les brebis sont en chaleur tous les quinze jours.

Les truies, tous les quinze à dix-huit jours.

Les vaches, toutes les trois à quatre semaines.

Les singes et les juments, tous les mois.

La femme est soumise à la même loi que les mammifères, c'est-à-dire qu'elle a des périodes analogues au rut, revenant à des époques régulières, accompagnées des mêmes phénomènes internes et externes.

A chaque menstruation chez la femme, une vésicule prend un développement plus accusé que les autres, arrive spontanément à maturité, et se déchire à un moment indéterminé de cette période pour expulser l'œuf.

La menstruation est donc pour l'espèce humaine, l'époque de la chute des œufs. C'est l'époque la plus favorable pour la conception.

En résumé : 1o Les ovules peuvent atteindre spontanément leur maturation, et passer des vésicules de de Graff dans la trompe.

2o Les vésicules peuvent opérer leur rupture chez les femmes vierges aussi bien que chez celles qui ne le sont pas.

3o Le coït a une réelle influence sur la maturation et surtout sur la chute.

4o Les excitations génésiques peuvent hâter le retour des époques où s'accomplissent ces phénomènes.

En général, ces phénomènes s'accomplissent régulièrement, et s'accompagnent de signes dont l'ensemble porte le nom de menstruation.

Menstruation

Elle consiste en un écoulement de sang survenant spontanément et presque sans exception chez les femmes à l'état normal à partir de la puberté.

Cet écoulement se reproduit tous les mois et cesse à une époque variable, près de la vieillesse.

Le premier phénomène caractéristique qui annonce les règles, est la production d'une odeur spéciale que contracte le mucus des organes sexuels. Cette odeur est comparable aux émanations qu'exhalent les parties génitales des femelles à l'époque du rut, surtout chez les mammifères, ce qui permet aux mâles de les suivre à la piste.

Un deuxième phénomène qui les annonce, c'est le changement de couleur du mucus utéro-vaginal. Ce mucus, d'abord blanc mat, devient brunâtre, et cette coloration est due aux globules sanguins et à des déchets de l'épithélium qui recouvre la muqueuse des organes génitaux.

Cette première période dure un ou deux jours, puis le mucus redevient normal, et après un jour, du sang presque pur s'échappe par la vulve.

L'écoulement sanguin rutilant constitue la deuxième période. Il dure ordinairement trois ou quatre jours, mais chez quelques femmes, il se prolonge cinq, six, et même huit jours.

Après la cessation des règles, la surface du vagin et celle de l'utérus se dépouillent en partie de leur couche épithéliale.

Nous avons vu que le début de l'écoulement sanguin était précédé chez la femme déjà réglée, d'un changement dans les secrétions et dans la couleur normale de ces secrétions. Chez la jeune fille qui n'est pas encore réglée, et qui arrive à l'âge de la puberté, l'hémorragie est précédée d'un écoulement séreux, blanchâtre ou brunâtre.

Cet écoulement peut précéder de quelques mois celui du sang, et se reproduire plusieurs fois aux époques menstruelles. Il y a souvent des irrégularités, et après le premier écoulement, la jeune fille peut être plusieurs mois sans avoir ses règles.

Voici ce qu'il en est au point de vue des phénomènes locaux, mais ils sont accompagnés de phénomènes généraux, qui parfois présentent une certaine gravité, surtout au moment des premières époques.

Ce sont des douleurs plus ou moins vives, un sentiment de pesanteur dans les reins, de la lassitude dans les jambes, une tension forte dans les seins, etc., etc. Pendant l'hémorragie, les battements du pouls diminuent d'intensité, les yeux se creusent. La femme éprouve une faiblesse générale, elle est plus sensible et plus impressionnable. Tout cela, sans compter les accidents qui viennent compliquer l'état de la femme, si les règles coulent difficilement.

La quantité de sang répandu varie d'une femme à l'autre, et suivant une foule de conditions. D'après Burdach, elle serait de 200 grammes, ordinairement, elle va jusqu'à

300 à 350 grammes, et même à 500 et au-delà.

Chez la fille publique, les règles sont généralement excessives. Elles sont moindres chez les femmes pauvres, mal nourries, que chez celles qui vivent dans l'abondance. Elles sont plus considérables dans les pays chauds que dans les pays froids.

L'ovaire joue le rôle le plus important dans la menstruation, il s'injecte, et son volume augmente beaucoup. L'utérus se congestionne en même temps, et acquiert des dimensions plus grandes; il augmente d'un tiers ou d'un quart de son volume, aussi à ce moment on peut quelquefois le sentir par l'exploration hypogastrique. Les trompes sont aussi le siège d'une circulation plus active.

Un sentiment de chaleur et de tension se manifeste dans le vagin et la vulve, ainsi que dans l'intérieur du bassin. Il se produit des besoins fréquents d'uriner, du prurit vulvaire, et une lassitude dans les aines, les lombes et les cuisses. Les seins se gonflent, deviennent sensibles, particulièrement au mamelon, et la femme y éprouve des picotements. Ainsi, aucun organe n'échappe à l'influence du travail ovulaire.

Longtemps on a regardé le sang des règles comme un liquide vénéneux, capable d'exercer une action malfaisante sur les animaux et même sur les plantes.

L'observation a fait justice de ces erreurs grossières.

Rapport des règles avec l'ovulation

Il est bien démontré aujourd'hui, que les règles et l'ovulation sont dans un rapport intime ; l'absence des ovules entraine l'absence des règles, ainsi chez la femme, à la suite de l'ablation des ovaires, on voit les régles complètement supprimées.

En Asie centrale, près de Bombay, on châtre des femmes pour le sérail. Ces femmes n'ont plus de mamelles, leurs hanches sont grêles, leur pubis est dénudé. Elles présentent quelque chose de viril, surtout dans la voix. Elles n'ont plus de règles ni de désirs vénériens.

On note aussi l'absence des règles chez les femmes qui ont une absence congénitale des ovaires. Les ovaires des jeunes filles non encore menstruées, n'ont pas encore de vésicules bien développées, analogues à celles qu'on trouve sur les ovaires des femmes bien formées. Ainsi, la première manifestation des règles et la puberté coïncident chez la jeune fille avec l'ovulation et l'inversement, l'atrophie des ovaires correspond à la ménopause.

Cette loi n'est cependant pas absolument générale, et il existe de nombreuses exceptions.

Dans un certain nombre de cas, on n'a pas trouvé sur les ovaires la trace de la *rupture récente d'une vésicule* chez des femmes mortes peu après l'époque menstruelle.

Sur une femme qui avait eu ses règles pendant 3 ans, on ne rencontra qu'*une seule cicatrice* qui correspondait à la dernière époque survenue quinze jours avant la mort.

Giraud de Tours a rapporté neuf observations de femmes ou de jeunes filles qui, jusqu'à leur mort avaient été parfaitement réglées, et sur lesquelles il fut fort surpris de ne trouver que des ovisacs atrophiés, sans aucune trace de corps jaunes ou sans aucune cicatrice, ou transformés en kystes, ou atteints d'altérations cancéreuses.

Voici comment on peut expliquer ces exceptions à la règle :

Pour les femmes dont les ovaires sont dépourvus de corps jaunes et dont le nombre des cicatrices étoilées est inférieur à celui des règles qu'elles ont pu avoir, on peut invoquer la disposition de la muqueuse utérine très vasculaire et pouvant donner un écoulement simulant les règles. On pour rait encore invoquer la disparition des cicatrices ovariennes.

On a vu encore des cas de menstruations anormales chez des femmes de cinquante à soixante ans; mais, dans ces cas exceptionnels il y a souvent eu la preuve de l'ovulation. Témoin ce fait extraordinaire, rapporté par Capron, d'*une femme de soixante-treize ans qui accoucha d'un enfant qu'elle put allaiter*.

Inversement, on a vu fréquemment des règles très précoces, et les autopsies sont venues prouver qu'il y avait eu ovulation en même temps.

On a vu des règles à l'âge de huit ans, cinq ans et même deux ans.

Symex de Boston a vu une fille de dix ans enceinte.

Carus a vu une fille réglée à deux ans et enceinte à huit.

Chez ces enfants, il existe en même temps un développement insolite des seins et des organes sexuels.

Un médecin de Lyon rapporte qu'il avait vu un enfant de trois mois, du sexe féminin présentant un développement des seins extraordinaire, sur les parties génitales des poils noirs et crépus. Les règles coulèrent bientôt comme chez une femme bien formée, et elles ont continué jusqu'à vingt-sept mois, époque où l'a vue le médecin.

A la Nouvelle-Orléans, le Dr Le Beau a vu une petite fille avec les seins complètement développés, le mont de Vénus couvert de poils, à l'âge de trois ans, les règles parurent et revinrent régulièrement tous les mois pendant trois jours, comme chez une femme adulte. A l'âge de quatre ans, elle avait déjà 1m25 de hauteur, les seins étaient volumineux et les hanches très développées.

L'époque de la première apparition des règles chez la jeune fille, varie avec une foule de conditions de climat, de milieu, d'alimentation, etc...

Au moment où ce phénomène va se produire, il se passe une modification de tout l'organisme : les seins se développent, les hanches s'élargissent, le pubis et les aisselles se couvrent de poils, et la jeune fille éprouve, avant d'avoir l'écoulement sanguin véritable, les symptômes, généraux et locaux de la menstruation.

La puberté est plus précoce chez les jeunes filles des pays chauds.

En Asie méridionale, l'âge moyen est de douze ans.

Au Brésil, de onze à douze ans.

En France et en Italie, quatorze ans.

En Angleterre, quinze ans.

A Berlin, seize ans.

En Laponie, seize ans et sept mois.

Il y a aussi de grandes différences entre les villes et les campagnes.

A Paris, dans la classe aisée, la puberté commence à treize ans huit mois.

Dans la classe pauvre, à quatorze ans dix mois.

Cessation des règles.— L'âge de la ménopause est aussi variable que celui de la puberté. Il varie de quarante à cinquante-cinq ans. On a cité des cas où les femmes ont conservé leurs règles jusqu'à soixante, soixante-cinq, soixante-huit, et même quatre-vingts ans. D'autres ont cessé de les voir à trente-cinq, trente et même vingt-huit ans. Il est vrai que la cessation des hémorragies menstruelles ne coïncide pas toujours avec l'arrêt de l'ovulation.

Les femmes réglées de bonne heure ne sont point celles chez qui, d'ordinaire, la cessation se manifeste de bonne heure. Il semblerait, au contraire, que celles dont la puberté a été précoce, conservent plus longtemps la fonction menstruelle, et celles dont la puberté a été tardive, sont celles dont la ménopause arrive le plus tôt.

La cessation des règles ne se produit pas brusquement. Elle s'annonce par un certain nombre de phénomènes. Des irrégularités dans le flux menstruel, des oscillations dans la durée de l'écoulement, le mélange du sang avec un flux leucorrhéïque.

Quelquefois l'hémorragie dure trop longtemps et se prolonge d'une époque à l'autre.

La femme éprouve des troubles variés, des chaleurs subites, des vertiges, des étourdissements, de la lenteur dans les digestions; elle se fatigue, elle est triste et elle croit à une maladie prochaine.

Du côté des organes génitaux, il y a une sorte d'excitation, la femme sent revenir ses désirs éteints depuis longtemps. Enfin, les règles se suppriment définitivement; alors l'abdomen se développe par du météorisme ou de l'engraissement, un léger flux leucorrhéïque s'établit. Les seins grossissent, il survient des perversions de l'appétit, des changements de caractère qui simulent la grossesse. Ce n'est qu'au bout de six mois, neuf mois, un an même, que ces sensations disparaissent, et la femme rentre dans l'état physiologique.

Les ovaires et l'utérus s'atrophient, les grandes lèvres se flétrissent et les mamelles s'affaissent complètement, les poils tombent, etc. Ainsi la sexualité de la femme tend à s'effacer, et ses habitudes ainsi que ses goûts même tendent à se rapprocher de ceux de l'homme.

Erection

L'appareil de l'érection se compose de la verge, c'est-à-dire des corps caverneux, de la portion spongieuse du canal de l'urètre avec le bulbe et le gland.

L'érection a pour but de rendre béant le canal de l'urètre, afin que le sperme le parcoure facilement, et de porter ce liquide dans les organes génitaux femelles.

L'érection se produit par voie réflexe. Le point de départ de cet acte nerveux prend sa source dans le cerveau (imagination) et dans presque tous les organes des sens et les surfaces sensibles, mais, c'est l'excitation de la muqueuse du gland qui porte ce réflexe à son plus haut degré. En effet, le gland est garni de nombreuses papilles nerveuses qui lui donnent une sensibilité toute spéciale et qu'on pourrait appeler génitale.

L'érection consiste donc en une contraction réflexe qui vient arrêter le cours du sang dans les veines, et en effet, on a trouvé parfois, chez des individus morts en état d'érection, des caillots qui remplissaient les veines des appareils érectiles et s'étendaient jusque dans le bassin, ce qui prouve que c'est dans la cavité pelvienne que se fait la compression. Enfin, l'action des muscles vient encore s'ajouter pour donner au phénomène de l'érection tout son développement.

Ejaculation

Quand l'érection est à son maximum dans le coït, l'éjaculation se produit. C'est le dernier terme de l'acte vénérien. Elle se compose du déversement du sperme dans l'urètre, et dans la projection de ce liquide au dehors,

D'aplati et linéaire qu'il était, le canal de l'urètre devient cylindrique et béant. Des petites glandes analogues aux glandes salivaires, et placées au milieu des muscles striés et lisses du périnée, viennent remplir du liquide qu'elles sécrètent, le vide produit par cette aspiration. Le produit de sécrétion de ces glandes, est en effet exprimé par les contractions des muscles du périnée au moment de l'érection; il vient ainsi remplir le canal de l'urètre en diluant le sperme qui, nous le savons, est primitivement très épais.

D'autres produits de secrétion sont encore déversés dons le canal de l'urètre pour remplir le vide, et en même temps se mêler au sperme et le diluer à son passage, je veux parler de la sécrétion des glandes de Littré et des glandes prostatiques.

Le sperme, mêlé au produit des vésicules séminales, arrive donc par la contraction de ces vésicules et des canaux déférents dans la région prostatique de l'urètre.

Là, sa présence détermine une action réflexe, qui le projette au dehors avec force et par saccades.

La quantité de sperme d'une éjaculation est de huit grammes environ chez des hommes de 25 à 35 ans. Cette quantité diminue avec l'âge, et elle peut être réduite à quelques gouttes restant dans l'urètre, et ne sortant qu'après le coït.

Cette quantité est plus considérable après plusieurs semaines d'abstinence. Elle n'est pas notablement moindre sur les individus dont le sperme stérile ne contient qu'un ou deux spermatozoïdes par goutte. Elle n'est pas moindre non plus sur les sujets qui sont tout à fait privés de spermatozoïdes.

L'éjaculation sans coït se produit souvent chez l'homme, et s'observe pendant le sommeil après l'abstinence prolongée, dans les états congestifs de l'urètre, au début de la blennorrhagie, dans les inflammations du gland, du prépuce, etc.

Certains efforts musculaires peuvent amener l'éjaculation.

Chez les femmes tuées par accident et chez les suppliciés, il y a éjaculation

On sait depuis longtemps que les pendus,

au moment des secousses qui agissent sur la moelle, et au début de l'asphyxie, entrent en érection rapide, ordinairement suivie d'éjaculation.

La mort par suffocation et par submersion produit un effet analogue.

De la Copulation

L'accouplement est le concours de deux individus de sexe différent, avec transmission de sperme dans l'appareil femelle, ou par émission directe du sperme sur les œufs pondus (accouplement externe des batraciens). Chez les mammifères, l'accouplement est intérieur, par transmission sexuelle et non par simple accollement des lèvres cloacales, comme chez les oiseaux.

Chez les mammifères, les causes qui amènent l'accouplement, consistent dans un besoin organique, survenant en dehors de la volonté, un état physiologique spécial, se développant à l'âge de la puberté. En même temps que ces dispositions organiques se manifestent dans les organes de la reproduction, des modifications générales de l'économie se montrent dans les fonctions de la vie organique et de la vie animale.

En résumé, la maturation de l'ovule chez la femme et la génération des spermatozoïdes (ovules mâles) chez l'homme, déterminent chez les individus, des sensations vagues, mal définies, avec réactions mentales. Ces sensations prennent le caractère de besoins.

Le sentiment qui sollicite la réunion des sexes offre toutes les nuances intermédiaires entre la plus entière indifférence et l'amour porté jusqu'au délire. On rencontre même des individus que le dégoût éloigne de tout rapprochement sexuel, disposition particulière qu'on appelle anaphrodisie.

Giraudeau de Saint-Gervais cite un exemple curieux de cet état particulier.

J'ai connu, dit-il, une dame jeune et belle pour qui les approches de son époux ramenaient chaque fois l'idée d'un supplice. Le mari ne tarda pas à s'en apercevoir, ce qui l'affligea beaucoup. Il me consulta pour savoir à quoi cela pouvait tenir, et si cet accident devait se prolonger. Je fus autorisé à confier à l'épouse les regrets du mari. Soupçonnant d'abord que cette répugnance pouvait être l'effet d'une antipathie personnelle, je m'attachai à savoir ce qu'il en était sur ce point, et j'appris, de l'aveu même de cette dame, qu'elle avait un dégoût très prononcé pour l'acte vénérien, et non pour son mari. Lui ayant fait observer qu'il ne fallait de sa part qu'un peu de complaisance, elle me répondit qu'il lui était d'autant plus impossible de dissimuler sa répugnance, que lorsqu'elle obéissait aux désirs de son mari, elle éprouvait chaque fois des envies de vomir.

Cette dame devint enceinte et eut un enfant. L'espoir que cet événement pourrait amener quelque changement dans l'état particulier où elle se trouvait, flatta son mari pendant quelque temps; mais bientôt il lui fallut revenir à l'idée bien triste que ce serait toujours en vain qu'il chercherait l'amour dans les embrassements de sa femme.

Jouer avec son mari, le caresser sans cesse, étaient choses journalières chez cette dame, et cela sans contrainte, car elle était d'un caractère gai, et aimait sincèrement son époux; celui-ci à son tour ne tarda pas à éprouver la plus grande indifférence sexuelle pour son épouse, sans cesser de l'aimer et de se prêter à ses caresses qui lui étaient extrêmement agréables. Bientôt des deux côtés, l'amour cessa de prendre part à leurs jeux, et ils finirent par s'aimer seulement comme le frère et la sœur.

La dame s'aperçut de la froideur de son époux, et son amour-propre en parut blessé; c'est du moins ce que soupçonna le mari qui me dit un jour : Mon épouse est encore plus caressante que de coutume, et il me semble qu'elle agit comme si elle voulait m'appeler dans ses bras. J'aurais voulu éprouver ces dispositions, mais cela m'est devenu tout à fait impossible.

Cette observation est un témoignage bien remarquable de l'influence directe de l'imagination sur les résultats maternels de l'amour.

L'amour violent et celui qui est voisin de la jouissance, augmentent l'action, les forces et la chaleur ; ils colorent le visage et l'enflamment ; les yeux deviennent brillants, la respiration éprouve de légères interruptions, le cœur palpite et les membres sont tremblants ; mais, immédiatement après que la passion est satisfaite, tout le corps tombe dans une sorte d'affaissement.

L'amour violent est peu susceptible d'être réprimé, il cède rarement aux impulsions de la raison. Il a quelquefois causé la mort.

Un jeune officier, amoureux d'une jeune demoiselle, lui avait donné un rendez-vous la nuit : comme elle tardait à venir, il se leva à la hâte pour aller à sa rencontre ; du moment qu'il l'aperçoit, il se précipite vers elle, et, l'embrassant avec transport il jette un cri de douleur et expire.

On connait aussi l'aventure de ce jeune homme qui étant pris d'une violente passion pour mademoiselle Gaussin, qui le dédaignait, vint un jour se jeter à ses pieds et y expira d'amour, de plaisir et de fureur. Les passions sont dans une étroite dépendance du climat ; l'amour, par exemple, est dans les pays chauds un délire, une fièvre brûlante un cri de la nature. Ces pays sont la terre classique de l'amour frénétique. Dans les climats tempérés, l'amour est une passion douce, une affection réfléchie et souvent un produit de l'éducation. Enfin, dans les pays froids, ce n'est plus une passion, mais le sentiment tranquille d'un besoin peu urgent.

Il est difficile de rendre raison de la sympathie morale qui unit les deux sexes, de l'attrait puissant qui les porte l'un vers l'autre et qui fait qu'ils ne voient qu'eux seuls dans la nature; dans cet état, l'homme n'est plus un mortel, c'est un dieu, la femme une divinité. L'imagination impétueuse du premier accumule surtout en faveur de l'autre toutes les perfections possibles: il s'égare délicieusement dans les idées chimériques et mystérieuses du beau pour élever l'objet de son délire ; mais, lorsqu'après avoir fait un chemin immense dans les pays des abstractions, il arrive enfin à la réalité, il est peut-être très étonné de se trouver à côté des sauvages stupides ou de l'animal livré aux pures sensations. La nature nous porte à la reproduction par l'attrait du plaisir. Comme on a disputé sur tout, on a aussi voulu savoir si celui que les femmes ressentent est aussi vif que celui qu'éprouvent les hommes. Les opinions sont bien partagées sur cette question, qu'il est impossible de résoudre positivement; car, quoique la nature n'ait été marâtre pour personne, le plaisir de l'amour varie, non seulement dans chaque personne selon son âge et son tempérament, mais encore dans le même individu selon sa disposition personnelle et les sentiments moraux qu'il éprouve pour la femme qu'il vient de subjuguer.

L'ardeur impétueuse avec laquelle l'homme recherche la femme semble annoncer un plaisir vif, mais brillant comme l'éclair, si la femme ne sait prolonger le combat.

Les hommes éminemment nerveux éprouvent seuls cet anéantissement voluptueux, si naturel chez les femmes passionnées; mais en général, l'homme conserve plus de raison dans l'instant du plaisir que dans ceux qui l'ont précédé. Plus lente à s'émouvoir, quoique son organisation soit plus sensible, la femme éprouve un plaisir plus prolongé et moins impétueux. Toute son organisation participe à l'impression douce et magique des sens et de la volupté; bientôt elle pâlit en tressaillant de plaisir; sa sensibilité l'abandonne ou plutôt tous ses sens se contiennent dans un seul et la femme est vraiment heureuse. On a prétendu à tort que ce spasme était nécessaire à la fécondation, certains auteurs croient le contraire. Dans toutes les espèces, les femelles semblent fuir le moment de la copulation, et de même l'homme ne sera pas heureux si la femme ne sait pas résister à ses attaques par une pudeur naturelle ou simulée, emblème de la résistance physique qu'il désire éprouver dans le premier combat pour rompre la membrane hymen, qui existe chez toutes les femmes, quand elle n'est pas rompue par quelque accident ou quelque imprudence. Dans l'union des sexes, il n'y a accouplement possible que s'il y a érection pénienne. Quant à l'érection du bulbe, du vagin, du clitoris et la turgescence des petites lèvres, elle peut se produire, mais n'est pas indispensable.

Le pénis écartant les petites lèvres pénètre dans le vagin en le déplissant devant lui jusqu'à la rencontre du col de l'utérus qu'il refoule. L'organe copulateur mâle prend alors plus de densité, le gland en particulier est le siège d'une érection plus complète. La muqueuse est le siège d'une très vive sensibilité produite par la congestion. La répétition des mouvements alternatifs d'entrée et de sortie du pénis, le frottement sur les plis des colonnes du vagin excitent la sensibilité. Alors se produisent des phénomènes réflexes que nous avons décrits précédemment et qui amènent l'éjaculation. Le passage du sperme dans la muqueuse de l'urètre, déjà très congestionnée, porte au maximum la sensation de l'orgasme vénérien. C'est une sensation rapide particulière, souvent une sorte d'anéantissement mental, sentiment de chaleur à la nuque et à la colonne vertébrale, contractions involontaires trémulantes ou même convulsives des muscles du tronc et des membres, spasme des mâchoires, accélération du pouls.

Après l'éjaculation ces phénomènes disparaissent entièrement, l'érection diparait, la circulation reprend son rythme normal et il survient une période de calme, et d'un peu de faiblesse intellectuelle et musculaire. Du côté de la femme, il y a douleur vive au premier coït par la déchirure de l'hymen et le passage du pénis sur les déchirures. Il y a écoulement d'une certaine quantité de sang, retrait des lambeaux qui deviennent épais et qui, pour se cicatriser exigent deux ou trois semaines. Après, la femme éprouve un sentiment de distension souvent douloureux, et l'accès de cette sensation s'opposant à la copulation est ce que l'on nomme le *vaginisme*. Le museau de tanche arrête le mouvement du pénis, ce qui produit une sensation, soit voluptueuse soit douloureuse et, quand il y a disproportion dans les organes et excès de coït, il en résulte des conséquences fâcheuses.

On a vu dans ces circonstances des péritonites très graves se développer chez les femmes.

Les mouvements des deux sexes, au moment de l'éjaculation, font qu'en général l'émission du sperme se fait sur le col, à moins de déviations utérines consécutives à affections du péritoine.

Pendant la grossesse, l'élévation de l'utérus fait que la copulation peut avoir lieu dans l'espèce humaine sans avortement. Chez les autres mammifères il n'en est pas de même. Si on arrive à faire saillir une femelle pleine, on produit presque toujours l'avortement, mais il faut dire que chez beaucoup d'animaux le gland pénètre plus avant vers la cavité utérine que chez la femme.

Le coït trop répété détermine des troubles de nutrition et à la longue l'amaigrissement, il y a perte d'appétit, et chez certains mammifères elle est telle qu'ils refusent tous les aliments et toutes les boissons pendant des semaines, d'où l'épuisement. Dans l'espèce humaine, ces troubles portent surtout sur le système nerveux. Ils consistent en un affaiblissement des actes intellectuels et en hypochondrie. Il y a faiblesse des actes locomoteurs, par contre plus d'excitabilité et plus de sensibilité aux actions réflexes. Ces modifications sont proportionnelles à l'épuisement du système nerveux et à la fatigue Ils sont par suite plus prolongés et plus précoces chez l'homme que chez la femme, parce que l'homme est plus actif dans l acte de la copulation. Certains médecins croient encore que cette fatigue tient à la déperdition du sperme, considéré par le vulgaire comme une substance de nature nerveuse On ne saurait admettre cette hypothèse, puisque l'on observe les mêmes phénomènes chez des enfants qui se masturbent avant l'âge de la puberté. Inversement aux excès de coït, l'abstinence très prolongée produit des résultats aussi graves suivant le climat et le milieu social.

A moins que les fatigues corporelles, des travaux considérables ne retardent les effets de l'abstinence, il en résulte des troubles d'autant plus accusés que le sujet est plus jeune.

Ces troubles consistent dans des conceptions érotiques excitant des songes fréquents avec ou sans pollution, des impulsions au viol, de l'hystérie, de la nymphomanie, du mysticisme, etc.

On a remarqué que les altérations des ovaires, kystes et autres lésions étaient plus fréquentes sur les femmes vierges que sur les autres.

De la progression des spermatozoïdes dans les voies génitales

Les spermatozoïdes vont au devant de l'ovule et font plus de chemin que lui. La rencontre a lieu alors que l'ovule n'a parcouru seulement que quelques millimètres ou quelques centimètres.

La fécondation n'a pas lieu au moment de l'éjaculation. On a constaté que c'est de neuf à dix heures après le coït que les spermatozoïdes arrivent sur l'ovaire des lapins.

Sur la femme, la longueur totale de l'utérus est de sept centimètres, celle de la trompe de douze centimètres, ce qui donne dix-neuf pour le trajet que doivent suivre les spermatozoïdes.

Chez la chienne, la longueur des trompes est de douze à quatorze centimètres. Sur la lapine, l'ensemble de la matrice des cornes et de la trompe ont une longueur au moins égale. Or, il faut vingt heures après le coït pour que les spermatozoïdes arrivent sur l'ovaire chez la chienne, chez laquelle l'ensemble des organes précédents ont une longueur de plus de vingt centimètres. Comme l'activité motrice des spermatozoïdes est aussi grande chez l'homme que chez les lapins, on peut penser que si la vésicule de de Graff se rompt au moment du coït, la rencontre de l'ovule avec les spermatozoïdes en voie de progression peut avoir lieu vers la dixième heure environ après cet acte.

Girault a trouvé sur la lapine des spermatozoïdes dans le vagin et quelques-uns dans la matrice après le coït, une ou deux heures après il y en a beaucoup dans l'utérus, cinq heures après, il en a vu jusqu'au milieu de l'oviducte et même jusqu'en haut. Il les a découverts au bout de dix heures dans le pavillon et sur l'ovaire, après la copulation, comme l'avait vu Bischoff.

Point de départ des spermatozoïdes

Les dispositions anatomiques correspondantes de la verge des mammifères et du museau de tanche des femelles rendent très probable l'injection d'une portion du sperme dans la cavité utérine. On trouve, en effet, une relation évidente entre la longueur du vagin et la partie libre du pénis, et de plus il y a un rapport entre la configuration du pénis et celle du col.

Sur les chevaux, un petit prolongement urétral est disposé de manière à pouvoir pénétrer dans l'ouverture du col, d'autant que le mâle donne des secousses énergiques.

Le gland du taureau terminé en pointe peut s'engager dans le col utérin de la vache.

L'appendice vermiforme qui prolonge la portion urétrale du gland des béliers s'insinue dans la cavité du col de la brebis.

Chez ces animaux, aussitôt après l'accouplement on trouve un col mou et dilatable et non dur comme chez la femme.

Chez les animaux, une partie du sperme éjaculé reste dans le vagin, surtout si l'éjaculation se fait en quinze ou vingt secondes comme chez les solipèdes, le taureau, le bélier, etc. Lorsque les animaux se désunissent, les femelles ont des spasmes et rejettent une grande partie du liquide, sinon tout, principalement la vache et l'ânesse; aussi use-t-on de la projection d'eau froide ou on les force à courir pour éviter le rejet du sperme.

Il est certain que les mouvements du coït tendent à faire que le museau de tanche et le gland se touchent ou moment de l'éjaculation. Mais la disposition de cet orifice rend peu probable la projection du sperme dans le col comme chez les animaux.

Ambroise Paré recommandait à la femme, pour obtenir la fécondation, de rester couchée, immobile et les membres inférieurs demi-fléchis.

Si la femme fait tout l'opposé, si elle se lève, presque tout le sperme est rejeté au dehors, mais il en reste toujours assez sur le col et les plis du vagin pour opérer la fécondation.

Le sang des règles ne tue pas les spermatozoïdes, aussi il est très commun de voir des cas où la fécondation s'est faite pendant les règles, et c'est même un moyen recommandé pour les femmes qui ne peuvent pas avoir d'enfants.

Spallanzani obtint la fécondation artificielle avec une injection du sperme dans la matrice, chez une chienne en rut qui rendait du sang par la vulve. Robin a vu de même féconder une chienne de chasse qui était dans le même cas.

Causes de la progression des spermatozoïdes

Beaucoup d'auteurs ont pensé que le sperme se transporte en totalité à travers les voies génitales, d'où une série d'hypothèses qui n'ont plus besoin d'être discutées. Il n'y a transport que de la partie active du sperme, les spermatozoïdes, le liquide même restant dans le vagin.

D'après Coste, ce n'est qu'après vingt-cinq ou trente minutes que les spermatozoïdes commencent à s'engager dans l'orifice du col sur la lapine qui reçoit le sperme dans le vagin.

Marion Sims a trouvé des spermatozoïdes

dans le mucus du col utérin, quatre heures après un coït suivi d'éjaculation dans le vestibule seulement, et quelques minutes après dans les cas de copulation avec intromission.

Ces faits peuvent être comparés à ceux que l'on constate sur les œufs des poissons, des grenouilles, etc.

Ces œufs, pondus en masse, sont fécondés sinon tous, au moins presque tous, jusque dans le centre de l'amas, bien que le sperme ne soit répandu qu'à la surface, soit par le mâle, soit par fécondation artificielle. On trouve les spermatozoïdes en voie de progression entre chaque couche de mucus devenu mou par hydratation. Ils traversent cette couche et arrivent jusqu'à l'œuf. Cette pénétration entre les plans de contact entourant chaque œuf ne peut être attribuée à un entraînement mécanique par capillarité, comme le veulent quelques auteurs. Elle est un résultat des mouvements des spermatozoïdes.

Certains auteurs ont invoqué les contractions de l'utérus et des trompes pour le transport du sperme à l'ovaire. Ces contractions n'ont jamais été sérieusement constatées, *hors le cas de grossesse*. Dans ces conditions, il a été en effet observé sur des femmes enceintes d'un mois ou de deux mois, l'ouverture du col et même une sorte de succion sur le doigt, sur une femme hystérique avec hypertrophie de l'utérus.

L'état des fibres musculaires en dehors de la gestation, comparativement à ce qu'elles sont pendant la grossesse, est en contradictions avec ces contractions, hors le cas de grossesse ou d'hypertrophie du col.

Ces effets aspiratoires sont de pures inventions. Il en est de même pour ce qui est de l'orgasme vénérien qui les détermine, et on a vu souvent des cas de grossesse produits par un coït non ressenti sur des femmes endormies, cataleptiques ou narcotisées ou en état d'ivresse.

On connait ce cas d'un religieux qui eut des rapports avec une morte qu'il veillait et qui accoucha neuf mois après. C'était une cataleptique.

Du lieu où s'opère la fécondation

C'est sur l'ovaire, *après la rupture de la vésicule* de de Graff, dans les plis du pavillon de la trompe, ou au plus bas, dans dans le tiers supérieur de la trompe, que se fait la rencontre de l'ovule et des spermatozoïdes.

Voyons maintenant comment l'élément mâle pénètre l'élément femelle. De deux choses l'une : ou bien l'ovule est entouré entièrement d'une coque, c'est-à-dire d'une membrane d'enveloppe résistante, ou bien il est dépourvu de toute enveloppe solide. Dans le premier cas, qui est celui des poissons osseux, par exemple, la coque est percée en un point, d'un orifice extrêmement petit, le micropyle, orifice en forme d'entonnoir, disposé de telle façon qu'il ne peut livrer passage à plus d'un spermatozoïde à la fois. Quant au cas où il n'existe pas de coque autour de l'ovule, c'est de beaucoup le plus général, c'est celui de l'ovule de la femme et des mammifères en général. Mais, dira-t-on, n'y a-t-il pas alors la membrane vitelline, qui s'oppose à la pénétration du spermatozoïde ?

Il est prouvé aujourd'hui qu'un grand nombre d'ovules sont simplement entourés au moment où la fécondation va s'accomplir, d'une zone pellucide, c'est-à-dire, d'une couche plus dense, d'aspect particulier, mais qui, à l'état normal, est toujours fluide et perméable. Quant à la membrane vitelline, en tant que membrane résistante et imperméable aux corpuscules figurés, c'est une formation secondaire qui n'existe pas sur l'œuf non fécondé.

Epoque de la fécondation

Nous avons dit précédemment qu'elle a lieu en moyenne, de dix à vingt heures après le coït. C'est le temps suffisant pour monter du col de l'utérus à l'ovaire. Les spermatozoïdes peuvent rester vivants six à huit jours sur le pavillon, et féconder un ovule quand il arrive au bout de ce temps. On comprend, par conséquent, que chez la femme, les spermatozoïdes montés dans la trompe avant l'hémorragie menstruelle, restent là pendant la durée des règles, fécondant l'œuf à sa sortie de la vésicule, dont la rupture amène aussitôt la cessation de l'écoulement sanguin.

Cependant, le temps que l'œuf met à parcourir la trompe, étant de cinq à six fois plus considérable que celui que le sperme met pour arriver au pavillon, il est facile de comprendre que les spermatozoïdes éjaculés le jour ou le lendemain de cette chute de l'ovaire, arrivent à lui avant qu'il ait dépassé le tiers supérieur de l'oviducte, avant par conséquent que son vitellus altéré soit devenu impropre à la fécondation.

C'est ce qui explique la fécondation si fréquente dans les jours qui suivent les règles.

Chez la femme, la rupture de l'ovisac amenant la cessation des règles, la fécondation ne peut par conséquent s'effectuer qu'immédiatement après la menstruation. Il est donc naturel qu'on ait toujours constaté que c'est après les règles que la conception se fait avec le plus de facilité, et cela selon l'avis de tous les auteurs.

Elle doit avoir lieu aussitôt après la sortie de l'œuf, dans le cas de coït pratiqué peu d'heures avant ou après les règles. Alors, comme tout porte à le croire, les spermatozoïdes étant montés à l'avance, sont restés dans les trompes. La fécondation alors a lieu à ce moment, c'est-à-dire après la cessation des règles.

C'est pour cette raison que la date de la grossesse doit toujours partir des dernières règles. La fécondation ne peut pas se faire avant les règles et les empêcher de venir comme le prétend Depaul, puisqu'avant les règles, la vésicule de de Graff n'est pas mûre, et que la fécondation ne peut se faire immédiatement sur l'ovaire. Il faut attendre que la vésicule s'ouvre pour laisser échapper l'ovule.

Donc, étant donné le temps que les spermatozoïdes mettent pour atteindre le pavillon de la trompe, la fécondation ne peut avoir lieu que dix à vingt heures au plus tôt après la fin des règles, en supposant que le rapport sexuel ait été pratiqué aussitôt après elles.

L'œuf humain peut rester fécondable huit à douze jours après sa sortie de l'ovaire, c'est-à-dire après la fin des règles, d'après quelques auteurs. Ce temps est tout à fait exagéré, car rien ne prouve que l'ovule humain ait plus de résistance que celui des autres mammifères, aux altérations qui se produisent hors de l'ovisac, quand cet ovule n'est pas fécondé.

Il faut distinguer la conception de la copulation, qui la précède de dix ou vingt heures. Au lieu de dire avec Hippocrate et tous les autres auteurs qui l'ont suivi, que le coït le plus propice à la fécondation est celui qui correspond à la fin de l'époque menstruelle. Il faut dire *que la fécondation n'a jamais lieu qu'à ce moment là, parce que c'est celui où l'œuf sort de la vésicule, et qu'auparavant les spermatozoïdes ne pouvaient se joindre à lui, la vésicule n'étant pas rompue.*

Une dernière question intéressante, serait celle de savoir dans quelles limites, l'alimentation, le milieu social, les rapprochements sexuels peuvent influer sur la maturation des ovules, et surtout sur leur chute, à ce point que la déchirure de ces vésicules pourrait se faire dans l'intervalle des règles c'est-à-dire que la fécondation pourrait se faire en tout temps; or, on ne voit rien de pareil survenir, et jusqu'ici rien n'est venu prouver que le coït pratiqué dans les époques intermenstruelles, pourrait changer le type de maturation des ovules.

De la Conception

La conception est la fécondation proprement dite. Cet acte consiste dans la rencontre des spermatozoïdes avec l'ovule, suivie de la pénétration de ceux-là au travers de la membrane vitelline jusque dans la cavité de ceux-ci, ils arrivent entre elle et le vitellus, contre lequel ils se liquéfient avec imprégnation de sa substance par celle des éléments mâles. Il se fait un mélange, molécule à molécule, des deux substances.

Tel est le fait essentiel de la fécondation

Dans cette série de phénomènes, l'ovule ne joue qu'un rôle passif, tandis que toute l'activité m[illegible]culaire est dévolue aux spermatozoïdes.

Lorsque les spermatozoïdes rencontrent

les ovules, ceux-ci présentent à leur surface une bande rayée, plus ou moins discontinue des cellules épithéliales, propres à l'ovisac qui leur adhéraient.

Comme dans le pavillon de la trompe, cette couche est presque aussi épaisse que sur les œufs ovariens, c'est-à-dire formée de trois à quatre rangées de cellules; il faut que les spermatozoïdes la traversent, quand la fécondation se fait là, ou quand elle a lieu sur l'ovisac.

On a trouvé sur les animaux vivipares et sur les insectes, un orifice ayant son siège dans la membrane vitelline, et destiné au passage des spermatozoïdes. On l'a appelé micropyle. La pénétration des spermatozoïdes par cet orifice a été vue directement sur les insectes.

Quand ces éléments ont pénétré sous la membrane vitelline, ils se meuvent dans l'espace liquide qui règne entre le vitellus et la membrane vitelline, et ces mouvements durent pendant environ deux heures, mais ces mouvements ne sont vifs que pendant quinze à vingt minutes, après quoi ils se ralentissent tout à fait.

Le nombre des spermatozoïdes qui pénètrent dans l'ovule, est toujours beaucoup supérieur à celui qui est nécessaire à la fécondation, car on en retrouve encore entre l'embryon et la membrane vitelline. Un certain nombre est disparu par liquéfaction dans le vitellin.

Van Beneden pense que la fécondation consiste essentiellement dans la fusion de la substance spermatique avec la couche superficielle du globe vitellin. La résistance des spermatozoïdes à la putréfaction, aux dissolvants acides et alcalins, prouvent qu'il n'y a *pas dissolution* de ces éléments dans l'ovule, contrairement à ce qu'on écrit partout. C'est une *liquéfaction* qui a lieu, phénomène analogue à ceux de résorption des éléments anatomiques.

L'hérédité se rattache directement à la fonction de reproduction; on déduit de ce fait, que les éléments anatomiques ont la propriété de donner naissance à des éléments semblables à eux, ou de déterminer dans leur voisinage, la génération d'éléments de même espèce.

Pour comprendre encore l'hérédité, il faut tenir compte de ce fait, que les substances organisées possèdent les propriétés de transmettre par contact à des substances d'une autre espèce, l'état moléculaire particulier qui a été déterminé chez elles par une circonstance extérieure.

Certains états généraux de l'organisme, certaines aptitudes consistent par conséquent dans une sorte d'état moléculaire de tout l'organisme. De cette propriété qu'ont les substances organisées de transmettre lentement leur état moléculaire à des substances avec lesquelles elles sont en contact, il est évident que les parties qui naitront par suite du développement des parties régénératrices de l'ovule, seront modifiées suivant l'état qu'offrait l'ovule lui-même.

C'est là ce qu'on désigne sous le nom d'hérédité originelle ou par incarnation.

On comprend comment les spermatozoïdes pourront transmettre à l'ovule qu'ils ont fécondé, les états particuliers dont eux-mêmes sont affectés, et qui sont propres au mâle. D'où la transmission héréditaire, transmission un peu modifiée par l'état de l'organe femelle.

Si les aptitudes organiques peuvent se transmettre ainsi, les affections pathologiques qui ont modifié l'organisme jusque dans l'intimité de sa substance, se transmettront à plus forte raison.

Les exemples de ressemblance des produits avec les producteurs sont sans nombre, tant pour la conformation physique que pour le moral.

Les particularités innées sont transmissibles, et même les particularités acquises. C'est d'ailleurs sur ce fait que les éleveurs de bestiaux ont fondé la création des races domestiques. L'hérédité fonctionnelle est d'autant plus prononcée, qu'elle porte sur un système organique dérivant d'une manière plus immédiate du vitellus morbide fécondé.

Il en est ainsi des tumeurs détruisant des couches épithéliales, c'est-à-dire des tumeurs cancéreuses.

L'hérédité, porte avant tout sur le système nerveux qui se forme dès le début de l'embonpoint.

Les prédispositions intellectuelles sont transmises la plupart du temps par hérédité. Il en est de meme des affections nerveuses, la folie, le suicide, les affections médullaires et cérébrales.

Ce qui se passe dans l'ovule pendant la fécondation

De nombreux phénomènes intra-ovulaires indiquent l'accomplissement de la fécondation.

D'abord, au moment où l'ovule passe de l'état de simple cellule à celui d'organe spécial, la vésicule germinatrice disparait, puis on observe le retrait du vitellus, enfin la production des globules polaires se manifeste, et finalement celle du noyau vitellin.

La disparition de la vésicule germinatrice marque le terme de la maturité de l'ovule. De centrale qu'elle était, elle devient superficielle, s'aplatit graduellement au contact de la membrane vitelline, sa paroi s'amincit, finit par se rompre, et le liquide contenu se mélange au vitellus.

Le retrait du vitellus est caractérisé par une diminution énorme de son diamètre. Aussitôt la disparition de la vésicule germinatrice, le vitellus se défonce d'une manière incessante pendant quatre à cinq heures avant la production du globule polaire.

Le globule polaire est le point où apparaîtra la tête de l'embryon. On l'appelle globule polaire, parce que le point de la surface du vitellus sur lequel il se développe, marque quelques heures d'avance, le pôle du vitellus qui va se déprimer pour former le premier sillon de segmentation.

C'est par germination et aux dépens de la substance du vitellus que naissent les globules polaires

Un quart d'heure ou vingt minutes après la formation du globule polaire, on peut voir au milieu de la partie centrale du vitellus, devenu très foncé, un très petit espace très clair. Au bout d'une heure environ, ses contours sont assez apparents. On peut voir dès lors qu'il s'agit d'un corps solide qui reçoit le nom de *noyau vitellin.*

Il reste dans cet état environ trois quarts d'heure, après quoi il s'élargit légèrement suivant une certaine direction. Ce fait marque le début de la segmentation qui succède immédiatement à ce noyau.

C'est à dater de l'apparition du noyau vitellin, que l'ovule devient dans sa totalité le siège de phénomènes qui prouvent qu'il a acquis une individualité parfaite, au point de vue de l'évolution.

A partir de ce moment, il a les caractères d'un être nouveau et il cesse d'être un simple élément de l'animal qui l'a produit.

Gestation

A mesure que l'œuf se développe dans l'utérus, la cavité utérine se développe avec lui. L'embryon est passé à l'état de fœtus. La matrice, trop volumineuse, ne peut plus tenir dans l'excavation du bassin, et à la fin du troisième mois, elle s'élève dans l'abdomen; au quatrième mois, elle s'élève jusqu'à l'ombilic, et au neuvième, elle monte jusqu'au creux de l'estomac.

Pendant que la cavité utérine augmente, les parois de l'organe qui, à l'état de vacuité ne paraissent pas musculaires, ont pris un développement énorme, et la disposition musculaire est parfaitement accusée.

Les artères et les veines de l'utérus augmentent beaucoup de volume, leur flexuosité s'exagère, enfin les nerfs qui se rendent à la matrice et à l'ensemble des organes génitaux, sont beaucoup plus développés.

Pendant ce temps, dans l'intérieur de la cavité utérine s'est formée, aux dépens de la muqueuse, la *membrane caduque* qui enveloppe l'œuf entièrement, et qui sortira au moment de l'accouchement avec les autres membranes.

Les usages de cette membrane consistent au début de la vie embryonnaire à envelopper l'œuf, et à lui fournir les éléments de nutrition pendant le premier âge, quand la circulation ne se fait qu'au moyen des vaisseaux ombilicaux.

Plus tard, quand se développe une autre membrane, nommée allantoïde, la muqueuse utérine fournit le placenta maternel, tandis que l'allantoïde fournit le placenta du fœtus.

La grossesse dure ordinairement deux cent soixante-dix jours ou neuf mois solaires, depuis le moment de la conception jusqu'à celui de l'accouchement. Mais ce terme n'est pas invariable. Il n'est pas rare de voir la grossesse se terminer plus tôt ; il est beaucoup plus commun qu'elle se prolonge plus longtemps.

Les grossesses doubles sont attribuées à la rupture simultanée de deux vésicules de de Graff, ou à ce qu'une seule vésicule contient deux ovules. Il peut encore se faire qu'un seul œuf renferme deux vitellus.

Les grossesses extra-utérines sont heureusement très rares. Le développement de l'œuf peut se faire sans l'ovaire, dans l'abdomen dans la trompe et même dans l'épaisseur des parois utérines.

Hygiène

J'emprunterai au docteur Garnier les excellents principes d'hygiène de la génération.

La propreté, dit-il, est la principale chose. Sans propreté, l'amour le plus heureux n'est plus l'amour, c'est un besoin honteux.

Il est certain que l'odeur des sécrétions des organes génitaux est repoussante pour tout le monde. Il est vrai qu'il y a des exceptions, puisque l'on a vu certaines personnes pour lesquelles cette fétidité était un délicieux arome. Henri IV était de ce nombre. Le dégoût qui résulte de cet état de malpropreté pour l'un des conjoints, est toujours pour le moins une cause de froideur et même d'impuissance relative qui vient troubler l'harmonie et l'union des sexes.

Un grand danger résulte aussi de l'usage

prématuré des organes génitaux. Dépenser prématurément la semence fécondante, c'est entraver chez l'homme le développement de ses organes et de ses muscles, affaiblir la lucidité de son esprit et lui préparer une existence languissante. Le sperme ne se forme qu'avec une extrême parcimonie laissant tous les matériaux nutritifs de l'organisme à la disposition des autres appareils pour leur achèvement complet et leur perfectionnement. De là, l'immense danger de l'onanisme chez les enfants qui retardent ainsi leur développement physique et portent une grave atteinte à leurs facultés intellectuelles. Le danger n'est pas aussi grand chez l'adolescent de quatorze à seize ans qui ne se livre souvent à la masturbation, que lorsqu'il est tourmenté déjà par des érections spontanées.

L'*union précoce* des sexes dès les premières manifestations de la puberté est également contraire aux lois physiologiques de la génération. Elle est aussi préjudiciable aux deux conjoints qu'à leurs produits. Les premiers rapports d'une puberté précoce sont rarement féconds, aussi bien dans le mariage que dans le libertinage et l'abus, surtout dans les climats chauds où la chaleur en est le principal excitant.

La continence absolue que les prêtres et les religieux des deux sexes sont tenus d'observer, ne les préserve pas d'accidents. Toute fonction dans l'organisme a sa raison d'activité quand les organes sont sains et normaux. La nature n'a rien créé sans but. Un organe sans emploi répugne à l'esprit et ne se voit pas dans l'organisme. Dieu a fait de l'accomplissement de ces fonctions, la condition même de la vie et de la santé. Les sexes sont soumis aux mêmes lois dans quelque position qu'ils se trouvent; les vœux n'y font rien, et, puisque cette fonction n'est jamais suspendue ou arrêtée, elle doit s'exécuter normalement comme les autres; autrement, elle produit ces rétentions dangereuses ou ces pertes involontaires donnant lieu à des accidents redoutables.

L'union dans le mariage, selon le cœur et l'esprit, est la condition la plus favorable pour l'exercice normal et salutaire des fonctions génératrices. Elles trouvent une heureuse excitation dans le bonheur, la joie, l'allégresse d'un amour réciproque. Elles sont favorisées par la tendresse et l'affection.

La froideur, la répulsion, en éteignent l'ardeur et en glacent les voluptés.

Cette union des cœurs et des esprits ne suffit pas, il faut encore s'assurer que l'un et l'autre sont aptes au mariage. Il faut que l'union physique puisse s'opérer normalement. Le jeune homme peut toujours le savoir d'avance, mais la jeune fille l'ignore le plus souvent. L'existence de la menstruation ne suffit pas à prouver son aptitude à la fécondation.

Des lésions et des difformités locales ignorées peuvent s'y opposer en constituant des obstacles réels à la copulation.

Telle est la présence d'un hymen dense, épais et musculeux, comme il s'en rencontre parfois chez les vieilles filles.

Le vaginisme est un obstacle plus insurmontable par l'extrême sensibilité de la vulve, ne permettant pas le moindre attouchement sans les plus vives douleurs. Cet obstacle se rencontre particulièrement chez les jeunes filles nerveuses, hystériques et souvent tourmentées par les plus violents désirs. Cet obstacle est donc la négation même du mariage. Tenu secret au début et laissé sans traitement actif et rationnel, il est la source des plus redoutables conséquences. C'est donc aux jeunes filles susceptibles d'en être atteintes ou à leurs mères, de demander l'examen du médecin avant le mariage.

Chez les jeunes filles petites, délicates, difformes ou rachitiques, on devra toujours faire constater l'aptitude pour l'accouchement, parce qu'elles ont souvent le bassin mal conformé.

Il est aussi du devoir des parents d'empêcher l'union entre des jeunes gens entachés par hérédité des mêmes tares organiques. Permettre de confondre, d'unir de simples dispositions maladives, c'est favoriser le développement d'affections d'autant plus rapides et graves qu'elles rencontrent un terrain vierge disposé à les féconder et les perpétuer.

Au point de vue physique, les mariages devraient au moins être combinés de manière à neutraliser par l'opposition des constitutions et des tempéraments, les éléments d'hérédité morbide que l'on peut craindre dans les deux époux. Il faudrait défendre l'union de deux lymphatiques comme de deux sujets éminemment nerveux.

Deux familles également prédisposées aux affections de poitrine ne devraient jamais s'allier ni mêler leur sang ; le même danger existe dans l'union de deux sujets frappés de débilité générale.

Il y a un danger réel à prolonger la durée des fiançailles, car il n'est pas rare d'observer chez des jeunes gens, faisant à leur fiancée la cour obligatoire, de véritables crises nerveuses plus ou moins graves, dont le point de départ réside dans un éréthisme génital presque permanent sans conclusion. Il est produit par la vue et la fréquentation quotidienne de la jeune fille, le souvenir des charmes entrevus et l'idée de leur possession future. On les voit ainsi maigri, pâlir et dépérir, surtout la jeune fille, après deux mois de ces entrevues quo tidiennes, avec la continence. C'est là un signe pressant de conclure l'union pour leur santé, sinon pour leur vertu.

Le jour du mariage doit être fixé avec réflexion Il n'est pas de mère qui ignore cela. Mais, combien de jeunes filles ne s'en inquiètent pas assez ! De graves inconvénients peuvent en résulter, s'il est mal choisi, sans tenir compte de l'avance que les fatigues, les plaisirs et l'excitation inséparables de cet acte peuvent amener dans la menstruation.

Beaucoup de jeunes époux partent en voyage aussitôt après la bénédiction nuptiale. Ce départ subit ressemble à un enlèvement autorisé, un rapt légitime par le mari victorieux.

Quelle fatigue et quelle gêne ajoutées à celle du matin ! On recherchait l'isolement, et c'est le tête-à-tête continu avec des inconnus qu'il faut subir.

Mieux eut valu mille fois se rendre dans le petit nid préparé à cet effet. Arrivés au lieu fixé, on descend à l'hôtel et on se trouve exposés à tous les soucis des voyageurs. Le soir venu, quelle impression ne doit pas produire sur l'esprit d'une jeune fille pure, tremblante et délicate, cette grossière attaque ?

Il en est pour qui cette sauvage prise de possession a inspiré une telle horreur, qu'elles en sont restées frappées d'incurables souffrances et que ce souvenir seul éloigne de leur mari.

Une extrême réserve, sans brusquerie du mari, doit donc présider à cette prise de possession, Sans tenir compte de ses nouveaux droits il doit continuer son rôle d'amant jusqu'au bout et ne rien prendre qui ne soit librement consenti, accordé.

Cette agression nocturne ne doit avoir rien de brutal ni de soldatesque.

La fougue de la lune de miel passée et le gâteau de la noce mangé, l'homme doit consulter son âge, son tempérament, sa constitution, ses occupations et toutes les circonstances de sa vie pour se livrer au plaisir de la copulation. On n'oubliera pas que la copulation est l'acte des hommes forts et robustes.

Beaucoup d'hommes s'exagèrent la nécessité de cette fonction, et prennent pour une nécessité irrésistible ce qui est simplement l'effet d'excitations artificielles, peu en harmonie avec leur constitution. Les épouses, prudentes et réservées doivent, de leur côté se contenter de ce que les forces et l'état du mari lui permettent et modérer même son ardeur quand il abuse de sa vigueur, en lui rappelant les dangers qu'il encourt.

Maris et femmes doivent donc se convaincre réciproquement, qu'économiser ces plaisirs c'est les doubler.

L'interdiction du coït prescrite par la loi juive pendant la menstruation de la femme, est hautement ratifiée par l'hygiène. La copulation pratiquée dans ces conditions est sans but et essentiellement nuisible au cours normal et régulier de cette fonction mensuelle. Des hémorragies redoutables en sont souvent la suite.

La continence est surtout de rigueur dans les trois premiers et les trois derniers mois de la grossesse, notamment chez les femmes prédisposées aux hémorragies et à l'avortement.

L'hygiène de la génération s'étend surtout aux enfants. Dans la vie qu'ils donnent, les parents ne devraient jamais oublier qu'ils retrouveront les conditions mêmes où ils étaient au moment de la fécondation. Ils ne doivent jamais s'y exposer dans de mauvaises conditions. L'enfant engendré dans un moment de mauvaise humeur ou de disposition fâcheuse, d'incommodité, doit donc s'en ressentir, à bien plus forte raison, et en reproduire, en rappeler les manifestations physiques ou morales.

Positions.— Celle où l'on se parle bouche à bouche en s'embrassant par devant, l'homme prenant l'empire qu'il a sur sa femme, selon les lois de la nature, est encore la plus commode et la plus voluptueuse. Mais, l'exercice normal, régulier des fonctions de reproduction est parfois impossible entre les deux sexes. Des difformités corporelles, la malformation des organes, leur déplacement une disproportion exagérée de leur volume ou de leurs dimensions peuvent être un obstacle à leur rapprochement immédiat, s'opposer à la fécondation. En modifiant, en variant la position naturelle, l'art intervient utilement pour faciliter la copulation et la rendre féconde.

Des petits accidents tels que la rougeur, l'érythème, les déchirures, les fissures résultant de la consommation de l'union conjugale, en rendent souvent les suites douloureuses. Ces accidents, en général, sont déterminés par l'excès du volume du pénis, mais ce n'est pas un obstacle durable, tandis que la longueur excessive de cet organe est assez souvent une cause de souffrance telle que le coït en est insupportable. Un moyen simple a été imaginé pour raccourcir cet excès de longueur du membre viril, sans en *rien retrancher*. Il consiste dans un anneau creux en caoutchouc, qui se place, avant l'érection, à la racine de la verge et dont le volume est proportionné à son excès de longueur. Certains sujets ne peuvent exercer un coït normal que munis de cet appareil.

Dans les derniers mois de la grossesse, de même que dans les cas d'obésité extrême ou de hernies volumineuses, on peut avoir recours à la position latérale ou de côté. On utilisera de même cette position dans les cas de rétrécissement ou d'étroitesse vaginale, comme moyen de dilatation.

Quand l'urètre s'ouvre très bas sous le gland, comme chez les hypospades, on se trouve plus en rapport immédiat dans la position *renversée* c'est-à-dire en changeant les rôles. Cette position convient de même quand le corps de la matrice en rétroversion fait basculer l'ouverture en haut et en avant. L'homme placé dessous, l'atteindra ainsi plus facilement, tandis qu'il passera constamment sous le col dans la position ordinaire.

Dans les conditions opposées, quand l'urètre est au-dessus du gland ou quand le col est fortement penché en arrière, il faut recourir à la position à rétro ou en arrière, comme les animaux.

Soutenue sur ses genoux pliés et ses coudes, la femme ayant le bassin élevé, peut ainsi recevoir l'homme, et la fécondation s'ensuivra plus facilement que dans la position naturelle.

La position debout, employée dans les coïts frauduleux, dérobés, pour éviter la fécondation, la réalise souvent, au contraire, quand l'utérus est abaissé et que l'ouverture béante se trouve près de la vulve.

Cette position est très mauvaise et il en résulte souvent pour l'homme des accidents forts graves dus aux efforts, aux mouvements qu'il est obligé de faire. On observe dans ce cas des ruptures de tendons, des déchirures musculaires, des hernies et même des paralysies.

Troubles psychiques en rapport avec la grossesse et la menstruation. — Psychoses menstruelles

J'emprunte à la brillante thèse du docteur Icard, soutenue en décembre 1889 et présidée par le professeur Ball, quelques passages bien intéressants au sujet des troubles psychiques observés chez la femme sous l'influence de la menstruation, de la grossesse et de l'allaitement.

Le professeur Ball enseigne que de tous les instincts réguliers et normaux dont la nature nous a pourvus, il n'en est certainement aucun qui exerce une influence aussi marquée sur nos sentiments et notre caractère, que l'instinct génital. Nulle part, dit l'illustre aliéniste, on ne voit se manifester plus fortement l'action de la sympathie.

Peu de malades, dit Civiale, atteints de spermatorrhée, d'engorgement de la prostate, d'anomalie des organes génitaux, etc., sont exempts de disposition à la tristesse, à la mélancolie, au désespoir.

La simple chaude-pisse peut devenir une cause de mélancolie, et la chose n'est pas rare d'après Ricord. Les malheureux qui subissent la double castration, finissent presque toujours par le suicide, d'où le précepte chirurgical de toujours laisser un testicule que le professeur Verneuil appelle *testicule moral.*

La sympathie dépend non seulement de l'organe, mais encore du tempérament et du sexe de la personne.

Nous ne sommes donc pas tous égaux devant la folie, quoi qu'en aient dit certains aliénistes. Formée toute de nerfs, la femme réagit plus vivement que l'homme et paie aux affections mentales un plus large tribut. Les accidents nerveux se manifestent plus souvent chez la femme, non seulement parce qu'elle est femme, mais aussi parce qu'elle est ou peut devenir mère.

De tous les délires post opératoires, aucun n'est plus fréquent que celui qui succède chez la femme aux opérations pratiquées sur l'appareil génital. Depuis 1885 jusqu'en 1889, c'est-à-dire dans l'espace de moins de quatre ans, il a été publié dix-huit nouveaux cas de folie consécutive, soit à des ovariotomies, des castrations, des hystérotomies, etc...

Enfin, tous les auteurs citent de nombreux exemples où la marche des troubles mentaux, exactement calquée sur celle des troubles utérins ou ovariens, ne laissent aucun doute sur le rôle pathogénique de l'influence génitale.

L'utérus devient malade, la femme délire; l'utérus guérit, la femme est rendue à la raison.

Guislain rapporte qu'il a donné des soins à une fille atteinte de descente de matrice, laquelle se trouvait prise d'une profonde tristesse avec propension au suicide chaque fois que le col de l'utérus venait se présenter à l'entrée du vagin.

Enfin, d'après M. Ball, il est universellement admis que dans certains cas, les affections utérines peuvent déterminer la rupture de l'équilibre intellectuel. Il n'est donc plus permis de contester aujourd'hui l'influence de cette cause.

Moret cite l'observation d'une Espagnole qui, sept fois enceinte, sept fois fut atteinte de mélancolie, et celle d'une autre femme qui, dix fois fut enceinte et dix fois atteinte de la même maladie.

Gall rapporte qu'une jeune dame enceinte, assaillie d'un penchant irrésistible à tuer son mari, l'assassina, sala son cadavre et en mangea pendant plusieurs mois. Goulard assure qu'un fait semblable s'est passé dans le village d'Audernac sur les bords du Rhin.

Le professeur Brouardel cite l'observation d'une femme en parturition, dont chaque contraction utérine s'accompagnait d'une divagation qui disparaissait avec le relâchement de la matrice.

Les mêmes troubles s'observent pendant l'allaitement.

Ainsi, la femme en état de puerpéralité est capable de tout ; il en est qui, excellentes mères, égorgent froidement leurs enfants qu'elles aiment cependant passionnément, et qui, bientôt rendues à elles-mêmes, se tueront de désespoir, etc., etc.

Des désordres semblables se manifestent aussi sous l'influence de la menstruation, parce que :

1° Il existe des rapports très intimes entre la menstruation et les divers états des organes de la reproduction engendrant des troubles psychiques ;

2° Parce que la menstruation, faisant partie de l'état puerpéral, peut intervenir dans l'étiologie des folies puerpérales, au même titre que la grossesse, l'allaitement et l'accouchement;

3° Parce que la menstruation se rapproche plutôt de l'état pathologique que de l'état physiologique;

4° Parce qu'enfin, puisque l'influence du cerveau sur la menstruation est évidente; pourquoi la réciproque ne serait-elle pas vraie, et n'existerait-il pas de retour, une influence de la menstruation sur le cerveau?

Les principaux troubles de la menstruation consistent dans la kleptomanie, la dipsomanie, la Pyromanie et la monomanie homicide.

Kleptomanie

La monomanie du vol se présente sous des formes nombreuses qui, toutes, peuvent affecter des rapports avec la menstruation.

Il n'est pas rare d'apprendre qu'une

grande dame vient d'être surprise dans un magasin en flagrant délit de vol. Celle-ci, traduite en justice, est le plus souvent l'objet d'une ordonnance de non-lieu, mais non toujours, et nous en citerons qui ont dû expier un moment de délire par la perte de leur honneur et les peines de la réclusion.

Le 4 février 1889 (jour d'exposition) quarante-neuf voleuses ont été arrêtées dans les magasins du Bon-Marché, parmi elles, des marquises, des comtesses et autres grandes dames.

Ces vols s'observent de préférence, en effet, dans les grands magasins de Paris, où les femmes se promènent comme sur une place publique, avec liberté entière de tout voir et de tout toucher.

Un art diabolique, inspiré par l'esprit mercantile du jour, a présidé à ces étalages luxueux, fascinants, où tout est prévu, disposé *en vue de réveiller l'instinct d'appropriation*.

On comprend, dit le professeur Lasségue, qu'étant donné ces incitations, les faibles succombent et que leur défaillance soit *non pas excusée*, mais motivée.

Legrand du Saulle a examiné au dépôt de la Préfecture de police cent cinq voleuses : on peut les diviser en deux catégories. A la première appartient quarante-neuf accusées, filles ou femmes, ayant présenté des signes certains d'aliénation mentale, ou qui y étaient héréditairement prédisposées avec plus ou moins de manifestations hystériformes. a Lseconde catégorie se composait de :

Quarante et une hystériques, de quinze à quarante et un ans.

Cinq femmes enceintes.

Dix autres.

Sur ces cinquante-six femmes, trente-cinq étaient en pleine période menstruelle au moment, et dix autres arrivées à l'âge critique ou débilitées gravement à la suite de pertes utérines abondantes.

Cette statistique est assez éloquente et se passe de tout commentaire.

Je citerai quelques observations intéressantes sur ce genre de psychose menstruelle elles sont tirées de la thèse du docteur Icard.

OBSERVATION PREMIÈRE

Une jeune fille de douze à treize ans, bien constituée, d'une bonne santé habituelle, ne pouvait pas passer devant la devanture du magasin de son père, bijoutier, sans être entrainée, comme malgré elle, à voler à l'étalage de petites cuillères d'argent qu'elle allait ensuite jeter dans la fosse d'aisance de la maison. Deux ans plus tard, cette fille était atteinte d'accidents hystériformes assez graves.

OBSERVATION II

Lambert, quinze ans et demi, se rend coupable de plusieurs vols et de plusieurs tentatives d'incendie et porte ses accusations sur une autre personne. Cette fille n'est pas encore réglée, elle ressent, de temps en temps, des douleurs de tête assez vives accompagnées de malaise et de courbature de la région lombaire. On ne constate aucune autre cause de son état psychique, si ce n'est le trouble apporté par l'approche de la menstruation. Rapport d'Ollivier (d'Angers); déclarée irresponsable par le tribunal.

OBSERVATION III

Madame M..., hystérique est héréditairement prédisposée à la folie. Pendant ses périodes menstruelles, on observait des absences momentanées de mémoire, une tendance très accusée à la mélancolie, des actes étranges et inexpliqués. Une première fois, pendant l'une de ses grossesses, madame M... a volé un ruban dans un magasin, et elle a immédiatement préparé avec ce ruban une petite cocarde pour un bonnet d'enfant.

Depuis, et toujours pendant ses époques, elle a été instinctivement attirée vers les étalages des grands magasins, et il lui est arrivé un certain nombre de fois (elle l'avoue avec une très grande franchise), de se sentir inquiète, agitée et portée irrésistiblement à mal faire. Moins d'une minute après, sans qu'elle eût pu se rendre compte de ce qui s'était passé, elle s'éloignait, tenant à la main, aux yeux de tout le monde, un objet soustrait, qu'elle n'avait cependant pas désiré et dont elle n'avait nul besoin.

Arrivée à la ménopause, elle a été en proie à un état nerveux très prononcé caractérisé par des troubles physiques et des égarements passagers de la raison. Sous l'influence déprimante d'une perte utérine abondante, elle commit encore dans les magasins du Louvre un acte certainement inconscient. Elle a été déclarée irresponsable.

OBSERVATION IV

La veuve P... est âgée de vingt-huit ans ; elle s'est mariée à dix-sept ans. A l'âge de quinze ans, elle fut sujette à des accidents vertigineux survenus à la suite d'une suppression menstruelle déterminée par une vive émotion. Le rétablissement des fonctions menstruelles et plus tard le mariage semblaient avoir fait disparaître ces accidents, mais ils ne tardaient pas à reparaître plus graves même qu'auparavant.

Tous les mois, à l'époque des règles, madame P... était prise de véritables accès de folie avec hallucination. Pendant ces crises, qui duraient quatre ou cinq jours, elle présentait souvent les allures d'une femme en état d'ivresse ; elle chancelait, se tenait à peine sur les jambes ; elle ne savait ni ce qu'elle disait, ni ce qu'elle faisait ; elle se mettait à parler allemand, agissant et marchant comme une somnambule.

C'était pendant ces crises qu'elle avait commis les nombreux vols, presque toujours insignifiants d'ailleurs, pour lesquels elle avait été arrêtée à plusieurs reprises et qui lui avaient valu un séjour de deux mois à Saint-Lazare et une condamnation à quinze jours de prison. Pour son dernier vol qui consistait en 4 paires de bas, valant ensemble 2 fr. 60, elle fut déclarée irresponsable.

OBSERVATION V

Nous avons observé une dame fort bien élevée, qui, pendant ses menstrues, dérobe avec une adresse infinie tout ce qu'elle trouve, soustrait ses larcins à toutes les recherches, et s'emporte si on lui fait quelques observations à ce sujet. Dans d'autres moments elle répond : « Si j'agis ainsi, c'est que je suis folle, c'est à vous de me surveiller. »

OBSERVATION VI

Emilie, vingt-quatre ans, confectionneuse, hystérique ; elle s'est rendue coupable de vol et a été déclarée responsable. Elle présentait une suppression menstruelle datant de trois ou quatre mois et un écoulement blanc très prononcé.

OBSERVATION VII

Madame X., juive, très attachée à son culte, a dû assister au spectacle de son frère adjurant sa religion pour épouser une chrétienne. Au moment de la cérémonie, elle est prise d'un spasme nerveux, perd connaissance. Les règles, survenues la veille, se suppriment; elle se plaint d'un mal de tête atroce.

Le lendemain on la voit sortir, la figure bouleversée, la toilette en désordre; le soir dînant avec son mari, ses enfants et sa domestique dans un restaurant du Palais-Royal, elle est surprise par un garçon, au moment où elle cachait dans ses poches plusieurs couverts qui avaient servi au dîner. Cette femme n'a pas d'aliénés dans sa famille, est dans l'aisance et a des antécédents les plus honorables; elle fut acquittée.

OBSERVATION VIII

Madame C., femme relativement aisée et à qui son mari n'a jamais refusé le nécessaire, a été arrêtée le 4 février 1878, sous l'inculpation de vol de chemises et de camisoles de femmes dans les magasins du Tapis-Rouge. Elle ne peut comprendre à quelle impulsion elle a cédé quand elle a commis ce délit : dès qu'on lui en parle, elle fond en larmes et ne sait que répondre.

Mariée à l'âge de vingt ans elle a fait trois fausses couches. En 1873, après sa dernière fausse couche, elle a eu un accès de délire qui n'a eu que peu de durée, mais depuis, la menstruation est deveuue irrégulière et insuffisante, des pertes sanguinolentes, alternant avec des flueurs blanches, sont venues augmenter l'affaiblissement progressif de madame C... Elle devient alors triste, bizarre, excentrique. La nuit, elle dort mal rêvasse, éprouve des cauchemars ; le jour, elle ne peut rester seule et va chez l'un et chez l'autre ; le soir elle attend son mari avec impatience et le querelle quand il est en retard de quelques minutes. Préoccupations exagérées relatives à sa santé ; idées de suicide, etc., etc. Elle a été placée dans une maison de santé.

OBSERVATION IX

La femme Ch..., vers les deux heures du matin, est « subitement prise de l'idée d'aller dérober des volailles. » Obéissant à cette impulsion, elle vole vingt et une poules, et va avouer son vol à une marchande et à une voisine. Arrêtée le lendemain, elle menace de se tuer. Antécédents héréditaires peu marqués. La menstruation s'est établie tardivement dès cette époque, son caractère devint irascible, jaloux ; elle manifesta des tendances érotiques ; son amour de la famille, peu développé, il est vrai, fit place à de la haine. Mariée, elle rendit son mari malheureux, l'accusait d'entretenir des relations avec ses voisines, elle essaya même de le frapper avec un instrument tranchant. Devenue enceinte, son état ne fut pas modifié. A diverses reprises, elle fit des menaces de suicide. L'aliéniste chargé de son examen constata qu'à l'époque de ses règles, la femme Ch..., dont l'état s'était amélioré, redevenait agitée, voulait sortir, préférait mourir, se montrait agressive, déchirait ses vêtements ; puis de nouveau le calme reparaissait (Déclarée irresponsable).

OBSERVATION X

Madame M... a des antécédents héréditaires. Le premier écoulement menstruel s'accompagna d'attaques de nerfs avec perte de connaissance : les hémorragies étaient difficiles et peu abondantes. A l'âge de dix-huit ans, à la suite d'une suppression, survenue sans cause appréciable, mêmes accidents convulsifs auxquels se joignirent des désordres moraux que dissipa une perte abondante. A certaines époques, particulièrement à celles coïncidant avec ses grossesses ou avec les dérangements de la menstruation, on observait chez madame M... une grande mobilité dans la sensibilité : elle prenait en haine sans motif appréciable, son mari, ses enfants, ses amis, et en dégoût sa position, ses occupations de ménage, sa raison se montrait rebelle aux conseils les plus affectueux; quelque temps après, elle redevenait calme, raisonnable, économe, appréciait ses torts et s'efforçait de les réparer. Cet état fit des progrès. Les anomalies de la menstruation s'accrurent et avec elle tous les désordres psychiques, si bien qu'un jour, étant dans la période cataméniale, madame M..., aisée d'ailleurs et ne manquant absolument de rien, déroba un coupon de dentelle, une paire de gants, une pièce de ruban dont elle se para le lendemain à un bal. Au retour, les règles parurent et avec elles se dissipèrent tous les troubles que leur absence avait occasionné. A plusieurs reprises et sous l'empire des mêmes excitations, cette dame vola des objets de peu de valeur. Condamnée enfin à treize mois de prison par un tribunal, elle fut acquittée par un autre. Madame M... présenta en outre à plusieurs reprises des accès de délire religieux. Naturellement peu religieuse, elle part un soir à l'approche de la nuit et va voir un abbé qu'elle avait connu lors de ses dernières couches. Elle lui parle de ses projets de réformes, de ses enfants, etc., en des termes si expressifs que le vénérable prêtre est frappé, exalté du flux exagéré de ses paroles qu'il était impossible de modérer. « Elle était tellement absorbée, dans ses projets religieux, ajoute l'abbé, qu'elle aurait, sans s'en douter, passé la nuit à en parler si j'eusse voulu l'écouter. » Après ses vols, elle courait se confesser et montrait le plus grand désespoir : les yeux baignés de larmes, le visage décomposé, elle ne voulait plus recevoir les consolations de la religion, s'en croyant indigne.

OBSERVATION XI

Une jeune femme, appartenant à une famille honorable et dans l'aisance, comparait devant le tribunal correctionnel d'Amiens sous l'inculpation de vols nombreux. Cette femme s'est formée tard, et n'a jamais eu de régularité dans ses époques menstruelles, qui sont restées quelquefois supprimées pendant trois ou quatre mois. Elle a toujours été sujette à des maux de tête, à des étouffements, à des spasmes qui redoublaient au moment des règles. Mariée à vingt et un ans, sa santé n'est pas devenue plus régulière. Elle est d'une grande sensibilité et, au dire de son mari, agitée par des désirs très violents, qu'il se déclare incapable de satisfaire toujours. Elle croit avoir fait une fausse couche. C'est seulement après cette époque qu'elle a commencé à se livrer au vol sous l'influence non pas seulement d'une tentation instantanée, mais d'une obsession constante, ne pensant qu'à cela et sans cesse prête à recommencer. Malgré les conclusions du rapport médico-légal, elle fut condamnée.

OBSERVATION XII

Madame B..., quarante-huit ans, veuve sans enfants, a une sœur aliénée, elle a été arrêtée dans les magasins du Louvre sous l'inculpation de vol de dentelle et d'une robe. Six mois auparavant, elle avait déjà subi une première condamnation pour vol. Or, elle était à son âge critique; depuis douze à quinze mois la menstruation était très irrégulière et elle avait parfois des pertes très abondantes. Elle prétendait que, pendant les époques menstruelles, surtout depuis qu'elles étaient irrégulières, elle était entraînée à prendre ce qu'elle trouvait à sa portée. Elle savait qu'elle faisait mal, mais elle ne pouvait résister à la tentation.

OBSERVATION XIII

Madame M..., cinquante-sept ans, était evenue depuis quelque temps difficile à vivre : elle se brouillait avec ses locataires t avec ses voisines. Elle s'est mise à boire le l'eau-de-vie pour se monter la tête et 'étourdir de ses ennuis, disait-elle le ; sang a travaille. Vols insignifiants dans les magasins du Printemps : acquittée.

Pyromanie

Les peines infligées au crime d'incendie sont assez sérieuses pour qu'on attache à cette étude une grande importance.

Un incendie peut, en effet, avoir pour

cause une volonté malade, agissant irrésistiblement sous l'influence d'une impulsion qui porte à incendier avec plus de force encore que la faim ou la soif ne portent à manger ou à boire.

Cette influence est si puissante, que des incendiaires déjà condamnés, ne peuvent s'empêcher de récidiver, bien qu'ils sachent que la peine de mort les attend.

La plupart des auteurs qui se sont occupés de la question, accordent à la menstruation un rôle prépondérant dans la genèse de la pyromanie.

C'est surtout à l'époque de la puberté qu'on a observé sa plus grande fréquence. On l'a notée aussi au moment de la ménopause.

La pyromanie est si commune au moment de la puberté, que certains auteurs l'ont définie : *Une perturbation de l'esprit qui, lors de la puberté, pousse les jeunes filles à commettre des incendies.*

Les médecins allemands ont fait remarquer que les auteurs d'incendie étaient, le plus souvent, des jeunes filles de neuf, douze, quinze et dix-huit ans.

Le docteur Limar dit avoir constaté chez les jeunes filles incendiaires, des troubles de la menstruation, et des habitudes d'onanisme.

Taguet admet que toutes les pyromanes, si elles ne sont pas épileptiques ou hystériques, présentent une anomalie de la menstruation. Le retard, l'absence, le désordre ou la suppression de l'évacuation menstruelle, sont de la plus haute importance. lorsqu'il s'agit de juger l'état physique des filles incendiaires. Esquirol est du même avis.

C'est pour avoir négligé ces préceptes, que si souvent la justice condamna comme criminelles, des pauvres femmes *absolument irresponsables de leurs actes.* On pourrait multiplier les exemples à l'infini : on n'a qu'à feuilleter la *Gazette des Tribunaux* pour voir que les juges n'ont pas toujours su profiter des lumières que leur offrait la science.

OBSERVATION PREMIÈRE

Rosalie P..., bizarre dès l'enfance, a des antécédents héréditaires. La puberté se passait sans orage, lorsque vers sa seizième année, en voyant mourir son père d'apoplexie, elle éprouva un arrêt de la menstruation. Aussitôt la bizarrerie augmente. l'humeur paraît moins égale, et survient une espèce de stupeur qui la rend indifférente pour sa mère qu'elle aimait pourtant et qu'elle laisse mourir. A dix-huit ans, elle entre chez les Trappistines de Vaise, même état psychique, elle devient d'une dévotion qui effraie même ces dames, menace à plusieurs reprises de se tuer, et finit par se précipiter dans une pièce d'eau. Congédiée de chez les Trappistines, elle entre au couvent de Maubec, d'où elle sort bientôt pour cause de maladie. Le certificat du médecin porte : gastralgie, dysménorrhée, surexcitation. Reçue chez les Bernardines, elle édifie tout le monde par sa bonté, sa piété, sa moralité, et néanmoins, du 22 au 26 septembre, elle allume cinq incendies dans le couvent, vole cinq couverts d'argent, quatre-vingts francs et un coffre plein d'écus; le 15 octobre, nouvel incendie.

Traduite devant la cour d'assises, sur la déclaration du jury, sœur Rosalie a été condamnée à cinq ans de travaux forcés. Or, la menstruation chez elle était en souffrance. Bien plus, les cinq incendies et les vols coïncidèrent avec une période menstruelle ; le 22 septembre, en effet, jour du premier incendie, sœur Rosalie avait ses règles, et il est fort probable que le sixième incendie, étant donné son époque, coïncide aussi avec une période menstruelle. Dans le rapport du médecin expert, je n'ai pas vu qu'il fut question de l'examen menstruel.

OBSERVATION II

Jeune fille âgée de quatorze ans et trois mois, qui dans l'espace d'un an, incendia deux fois afin de quitter ses maitres et de retourner chez ses parents. Dès son premier interrogatoire, elle avoua le second incendie et se déclara spontanément coupable du premier, dont on ne l'avait pas soupçonnée. L'avocat de l'accusée ayant cherché à prouver l'absence de maturité intellectuelle, comme aussi l'existence d'un trouble physique et moral, fut contredit par le médecin légiste, chargé du rapport. La Faculté de Leipzig, consultée sur la question de savoir si les assertions de ce dernier étaient suffisantes, déclara que, chez les enfants surtout, chez les jeunes filles, la nostalgie est une passion des plus violentes, et en même temps des plus naturelles de la menstruation, lorsqu'elle n'est pas encore normalement établie, exerce une influence sur l'état moral du sexe féminin ; que, chez les très jeunes filles, à l'époque qui sépare l'enfance de la puberté, la roideur du caractère, et ce qu'on appelle vulgairement tête évaporée avec tendances à des déterminations audacieuses et désespérées, sont moins souvent le résultat d'un mauvais naturel que d'un trouble des fonctions nerveuses; que l'accusée s'est trouvée, à la fois dans un âge critique ainsi que dans les circonstances dont il vient d'être parlé, et que chez elle, le flux menstruel a été parfois excessif, parfois faible et même nul. La question cependant fut résolue autrement par le tribunal, qui déclara la jeune fille irresponsable du premier incendie, mais responsable du second, se basant sur ce que ses règles étaient établies, et qu'aucun fait, aucun symptôme morbide n'existaient pour prouver qu'un désordre de la menstruation avait pu contribuer à déranger ou à affaiblir les fonctions intellectuelles. En conséquence, la prévenue fut condamnée à la peine de mort!!

OBSERVATION III

En 1802, une jeune femme fut décapitée et son corps brûlé dans une ville d'Allemagne, pour crime d'incendie. La manie incendiaire lui était venue depuis qu'il lui avait été donné, vers l'âge de la ménopause, d'être témoin d'un incendie dans son pays. Elle donnait pour raison que c'était chez elle un penchant irrésistible, malgré la crainte, la terreur et le repentir qu'elle éprouvait après chaque incendie, elle ne pouvait s'empêcher de recommencer une autre fois.

OBSERVATION IV

Une jeune fille de douze ans, allume trois incendie et étouffe à dessein deux enfants.

OBSERVATION V

Marie-Emilie, âgée de seize ans, n'ayant jamais été menstruée, éprouve des maux de tête, des palpitations, des goûts bizarres. Puis, sous l'empire d'instinct morbide, elle met le feu dans plusieurs endroits et vole dans les églises. On la traduit en cour d'assises, qui la renvoie à l'asile d'aliénés de Marseille. Sous l'influence d'une médication appropriée, les règles sont venues, le caractère s'est montré plus franc, plus expressif, et deux ans après son entrée, elle offrait les signes d'une franche guérison.

OBSERVATION VI

La jeune Eugénie P.., jusqu'alors bien portante et n'ayant jamais présenté de troubles intellectuels, a ses premières règles en février 1877. Elle a dix-sept ans. Pendant les trois jours qui ont précédé l'hémorragie, elle éprouve des douleurs abdominales, de la céphalalgie, des insomnies. Elle ne peut résister à cette impulsion et incendie la maison où elle est en service. Aussitôt après elle se sent calmée.

La deuxième époque menstruelle a eu lieu en septembre de la même année et s'est passée régulièrement.

La troisième survient le 24 mars 1878, et se complique, comme la première fois, d'accidents nerveux, d'anxiété, d'obsessions, d'impulsions irrésistibles; dans cette même journée, elle met le feu à la maison de ses parents. A partir de cette époque, les règles n'apparaissent plus, et pendant tout le temps de leur disparition, la malade chez qui je constatai les stigmates de l'hystérie, fut plusieurs fois atteinte de délire.

Dans la nuit des 6 et 9 août, rires incoercibles, impulsions à détruire. Elle tente de se couper les cheveux. Elle dit qu'elle ne se couperait pas le cou, mais se pendrait bien; on approche évidemment d'une époque menstruelle. En effet, le 13 août, de neuf heures à minuit, elle est prise de violentes convulsions hystériques avec délire; elle se tord, se roule, criant qu'elle étouffe, que tout brûle, qu'elle veut mettre le feu aux quatre coins, qu'elle veut tout casser, tout briser. Je remarquai que sa chemise était tachée d'un peu de sang : elle a ses règles pour la quatrième fois, mais elles se suppriment dès le lendemain. La malade avoue qu'elle a été tout le jour mal à l'aise, anxieuse, qu'elle sentait venir l'accès, et qu'elle a elle-même demandé la camisole; elle ajoute ne se souvenir de rien de ce qui s'est passé pendant sa crise. A mesure que la menstruation devint plus régulière, le calme renait.

Les 12 mars, 7 avril, 5 mai, retour d'une menstruation régulière et normale, dispa rition de tout symptôme hystérique ou vésanique; la malade est renvoyée comme guérie.

OBSERVATION VII

Servante de dix-sept ans, continuellement poursuivie, disait-elle, par une voix qui lui ordonnait d'incendier et ensuite de se détruire.

Après avoir incendié une première fois, elle avait regardé avec calme et plaisir l'incendie éclater; la seconde fois, elle s'était empressée de donner elle-même l'alarme, et immédiatement après, elle avait essayé de se pendre. On ne put découvrir en elle aucune trace de dérangement intellectuel, mais depuis l'âge de quatorze ans, elle avait été sujette à des spasmes, qui, plus tard, dégénérèrent en épilepsie, dont les accès devinrent plus violents chaque fois qu'ils coïncidèrent avec l'époque menstruelle. Or, elle avait eu un fort accès, précédé d'une anxiété extrême, plusieurs jours avant l'incendie. La Faculté de Leipzig, consultée, fit remarquer la connexion entre l'épilepsie et l'anxiété qui caractérisait chaque époque menstruelle, et déclara l'accusée irresponsable.

OBSERVATION VIII

La femme Toussaint met le feu à une grange dans laquelle se trouvait une servante, qu'elle disait avoir commerce avec son mari. Elle a déclaré au tribunal que : « Huit jours avant ce malheur, elle avait éprouvé une perte de sang considérable, et, à la suite, un ou deux jours de délire, que depuis ce temps, sa tête était affaiblie, qu'elle avait eu des idées singulières, que l'idée de mettre le feu lui était venue lorsqu'elle était couchée, qu'elle s'était levée et habillée, et qu'elle était partie en bas et en chaussons, n'ayant plus la tête à elle. » Elle fut déclarée non coupable.

OBSERVATION IX

Femme de quarante-sept ans, qui en vingt-trois jours, alluma huit incendies. C'est à l'influence de la ménopause que le médecin de la localité rattache cet accès de pyromanie.

OBSERVATION X

Au mois de juin 1835, uu incendie éclate à Bonneville (Calvados); un mois après, les 12, 15, 16, 18 juillet, autres incendies. La coupable est la nommée Elise Ribaux, âgée de quinze ans. Elle fait des aveux complets, et l'enquête ne peut assigner à ses actes criminels qu'un fatal instinct de destruction et une rare précocité de vice. Le tribunal ne songe pas à s'éclairer de la science médicale, et condamne la jeune fille.

Dipsomanie

Le dipsomame n'est pas un ivrogne. Les ivrognes sont des gens qui s'enivrent chaque fois qu'ils en trouvent l'occasion, tandis que les dipsomames sont de pauvres malades qui s'enivrent chaque fois que leur accès les prend.

Ces malades sont doublement dangereux, et par *leur état d'ivresse* qui les soustrait momentanément à l'empire de la raison, et par leur état maladif qui, en dehors de toute influence alcoolique, en fait des impulsifs redoutables.

Les femmes y sont plus sujettes que les hommes, et c'est dans les classes aisées et instruites, plutôt que dans les classes pauvres qu'on l'observe le plus fréquemment.

Lorsque l'accès arrive, lorsque le moment de boire a sonné, elles oublient tout pour satisfaire leur passion. A un verre d'alcool, les plus sobres sacrifient leur dignité de femme, leurs devoirs d'épouse et de mère.

Leurs ressources épuisées, elles vendent jusqu'à leurs vêtements.

L'orage calmé, elles ont conscience de leur état, elles prennent des résolutions, mais c'est en vain qu'elles résistent ; leur constitution l'emporte, et, à l'approche d'une nouvelle attaque ou pendant cette attaque honteuse de leur conduite, et pleines de mépris pour elles-mêmes ces malheureuses cherchent souvent un refuge suprême dans les bras de la mort.

La première attaque coïncide souvent avec la première éruption des règles, la maladie cesse parfois complètement pour ne se reproduire qu'à la ménopause.

OBSERVATION PREMIÈRE

Mademoiselle B..., pensionnaire dans une des grandes institutions de Paris, éprouva à l'âge de quinze ans, au moment de l'établissement des époques, des troubles digestifs contre lesquels on employa vainement toutes sortes de remèdes. Son sommeil était agité et elle éprouvait une difficulté très grande pour le travail intellectuel.

Les vacances de janvier lui permirent de retourner dans sa famille. Quelques jours après, on reçut une lettre de la supérieure du couvent avertissant les parents que certaines révélations des compagnes de mademoiselle B..., et d'une infirmière, portaient à croire que la jeune fille buvait depuis deux mois du rhum, de l'eau-de-vie, de l'eau de mélisse et même de l'eau de Botot, qu'elle se procurait par toutes sortes de moyens. Les parents établirent une surveillance active et découvrirent la vérité. Des aveux de la jeune fille même, on put établir qu'au couvent elle avait eu en deux mois, deux accès de dipsomanie qui avaient duré chacun huit jours. En dehors de ses accès, elle avait un dégoût prononcé pour les boissons fortes. Avec le retour régulier des époques, mademoiselle B... recouvra une santé parfaite et une aversion profonde pour les liqueurs alcooliques.

OBSERVATION II

Mademoiselle B..., quarante-trois ans, est une femme d'une bonne constitution. Elle a été réglée à quinze ans; mariée à vingt ans, elle a eu deux enfants.

Au moment de la première apparition des règles, dont l'établissement a été laborieux, elle a été prise d'un goût très prononcé pour l'anisette et le kirsch dont elle buvait sept à huit petits verres par vingt-quatre heures, pendant cinq à six jours, à chaque époque menstruelle, malgré toutes les remontrances de ses parents et la surveillance dont elle était l'objet.

Dans l'intervalle d'une époque à l'autre, honteuse de sa passion, elle ne buvait que de l'eau.

A partir de la huitième époque, elle rompit tout à fait avec cette habitude. Depuis l'âge de seize ans jusqu'à quarante-trois, elle n'a jamais bu de liqueur et avait même un dégoût prononcé pour le vin. A quarante-trois ans, madame B... éprouva dans la menstruation les troubles ordinaires qui indiquent la cessation de cette fonction. C'est alors que se réveilla chez elle le goût pour les boissons fortes qu'elle avait éprouvé dans sa jeunesse. Bientôt elle ne s'appartint plus, elle buvait de tout et partout avec tout le monde. Son humeur de douce qu'elle était devint acariâtre et sombre. Tout à coup, un mois juste après cet accès de dipsomanie, madame B... se remit au régime de l'eau, demandant pardon à son mari de ses excès de boisson, on peut croire que tout était définitivement rentré dans l'ordre. Trois mois après, elle présentait les symptômes de l'alcoolisme : crampes d'estomac, pituite, cauchemars, terreurs sans motif, etc.

Elle eut en quinze jours deux pertes utérines fort abondantes, des vomissements de sang et plusieurs poussées d'éruptions cutanées, je fus appelé en consultations. Madame B..., après bien des hésitations et des réticences, me confessa qu'elle était revenue à sa malheureuse passion. Dans la vie de famille, elle ne buvait que de l'eau, mais en cachette, elle absorbait chaque jour jusqu'à dix ou douze petits verres d'absinthe, de rhum ou d'eau-de-vie. Cinq mois plus tard, je revis madame B... en parfaite santé. La ménopause s'était définitivement établie et tous les accidents avaient disparu. Elle avait renoncé à toute espèce de boissons fortes et « elle se croyait, disait-elle dans un autre monde ».

OBSERVATION III

Madame B..., trente-cinq ans ; antécédents héréditaires et personnels. Le premier accès de dipsomanie s'est produit à la puberté lors de l'éruption menstruelle, et s'est renouvelé à diverses reprises au moment des règles.

Un jour, sans avertissement d'aucun genre on la voyait ivre, hargneuse, s'abandonnait à la violence; dans la nuit, les règles arrivaient et le lendemain, elle était guérie.

D'habitude, pendant ses accès, elle cesse tout travail et se cache le plus possible. Depuis la puberté, les crises dipsomaniaques n'ont cessé de se produire. Elle s'est mariée à dix-huit ans ; pendant le cours de ses grossesses, les accès se suspendaient d'une façon complète, mais se reproduisaient quelques jours après l'accouchement. On reconnaît l'imminence de la crise à ses yeux égarés; elle devient triste, absorbée, somnolente ; elle est méchante et frappe brutalement ses enfants. Elle se met à boire, surtout de l'eau-de-vie, mais au besoin, tout ce qui lui tombe sous la main. Même sans argent, elle réussit à se procurer de l'alcool. Elle a volé plusieurs fois. Il lui est arrivé de dire : « Si vous voulez m'empêcher de boire, je me ferai du mal ». Elle est souvent ivre au point de rouler dans les rues et les chemins.

Monomanie homicide

Une quantité d'hommes illustres écrivirent sur le procès d'Henriette Cornier. Cette fille était une domestique âgée de 27 ans, qui avait porté toute son affection sur la petite fillette d'une de ses voisines, et se plaisait à la combler de caresses. Le 4 novembre 1826, elle obtint de la mère la faveur de garder cette enfant quelques instants.

Aussitôt elle l'amène dans sa chambre, l'étend sur un lit, dispose un vase pour recevoir le sang ; puis, s'armant d'un couteau de cuisine, elle lui tranche la tête.

La tête tombée, elle l'enveloppe d'un linge et l'envoie rouler dans la rue, à travers la fenêtre.

Cet incident porta l'effroi dans le quartier, la police arriva et trouva Henriette assise d'un air tranquille et sans la moindre émotion auprès du cadavre de son innocente victime.

Rien ne put expliquer ce crime atroce. Cette fille était d'un caractère très doux et aimait beaucoup les enfants.

Malgré une très belle étude de Marc, membre de l'Académie et expert près la Cour royale de Paris, étude qui se terminait par ces paroles : « Après ce qui vient d'être dit, je m'abstiens de tout autre raisonnement, de toute autre réflexion, *je répète seulement que le 4 novembre dernier, Henriette Cornier avait ses règles.* »

Malgré cette intervention de la science, le ministère public, loin de trouver dans la coïncidence signalée par Marc une cause atténuante n'y vit qu'une nouvelle preuve contre l'accusée et Henriette Cornier fut condamnée aux travaux forcés à perpétuité. Le cas de cette femme n'est pas un fait isolé dans la science, les quelques observations qui suivent en donneront une preuve évidente.

OBSERVATION PREMIÈRE

Une bonne, âgée de quinze ans, égorge un enfant de deux ans, dont on lui avait confié la garde. On reconnait que le même jour, elle avait ses règles pour la première fois. Le rapport des médecins fut favorable à la non responsabilité. Une fille, réglée sur le tard, tue l'enfant de sa voisine. On l'arrête, elle ne se rappelle rien et affirme avoir perdu la mémoire. Dans la prison, elle a une deuxième époque menstruelle qui se caractérise cette fois par un état de mélancolie avec refus des aliments. Elle ne se rappelle toujours rien de la première menstruation.

Une jeune fille de quatorze ans, très bonne et très douce jusque-là, tue son père, lui ouvre la poitrine et lui mange le cœur.

OBSERVATION II

Une femme, de bonne santé habituellement, a quelques démêlés avec son mari, devient mélancolique, puis au bout de quelques jours, coupe le cou à ses trois enfants et se blesse elle-même avec un rasoir. Elle répond à l'interrogatoire, qu'elle n'a aucun souvenir de son crime, que le sang lui est monté à la tête, parce que les règles attendues depuis huit jours n'avaient pas apparu.

Diverses circonstances, l'apparition des règles trois semaines plus tard, firent conclure aux médecins que cette femme avait commis le crime en pleine connaissance de cause. Cependant, elle entra dans le service d'aliénés de Westphal. Pendant dix mois, la menstruation resta suspendue; en même temps l'accusée présentait un état de mélancolie assez prononcé avec un peu d'abattement et d'anorexie. Tous ces symptômes disparurent brusquement au moment où l'écoulement menstruel se rétablit. En conséquence, Westphal conclua que cette femme ne jouissait pas de sa raison au moment de l'infanticide, elle fut acquittée par le jury.

OBSERVATION III

Une cuisinière bien portante, mais mal réglée, dont le caractère était habituellement doux, à l'approche de l'époque menstruelle, tombait dans un état de manie furieuse. Il lui était arrivé, plusieurs fois, de poursuivre un couteau à la main, les personnes qui lui déplaisaient ou lui avait fait éprouver la plus légère contrariété. Dès que les règles coulaient toute exaltation maniaque cessait et elle était la première à reconnaître l'extravagance de sa conduite.

OBSERVATION IV

Jeune personne qui, pendant longtemps, à l'époque des règles, fut poursuivie par l'idée de faire du mal; dès qu'elle apercevait sur la table une fourchette et un couteau, cette idée se réveillait avec une très grande force. Il lui semblait alors que ses mains étaient rouges de sang, et elle les lavait à chaque instant, sans que personne dans la famille connût le motif de cette propreté que l'on trouvait excessive.

OBSERVATION V

Une dame de trente ans passant près d'un fossé tomba dans l'eau. Ses règles qui coulaient s'arrêtèrent. Elle sentit quelques coliques qui se calmèrent; mais, peu à peu, elle fut prise de chlorose et du désir de tuer ses enfants. N'ayant pas eu de chagrin, elle ne savait à quoi rapporter cette affreuse manie. Les mois suivants les règles vinrent, tout se passa convenablement.

TABLE DES MATIÈRES

OUVRAGES CONSULTÉS

CADDIAT. . . .	*Cours de physiologie de la Faculté de médecine de Paris.*
KUSS et DUVAL	*Physiologie.* Chap. XI.
GARNIER. . . .	*De la Génération.*
NYSTEN	*Dictionnaire de médecine et de chirurgie.*
GIREAUDEAU .	*De la Génération.*
Dr ICARD . . .	*Thèse de Paris.* 1889.

CATALOGUE
DES DIVERSES
PUBLICATIONS SCIENTIFIQUES

LA MÉDECINE UNIVERSELLE

JOURNAL HEBDOMADAIRE ILLUSTRÉ

16 pages de texte avec des gravures inédite dans chaque numéro

---

10 centimes le Numéro

2 NUMÉROS PAR SEMAINE

Sujets traités dans le journal : la **Génération**, l'**Onanisme**, les **Maladies vénériennes**, la **Stérilité**, l'**Impuissance**, etc. le **Choléra**, le **Croup**, la **Fièvre typhoïde** la **Phtisie**, etc., etc.

LE PREMIER NUMÉRO EST GRATIS

On peut se procurer tous les numéros parus

Maisons-Laffitte. — Imprimerie J. Lucotte.

www.ingramcontent.com/pod-product-compliance
Ingram Content Group UK Ltd.
Pitfield, Milton Keynes, MK11 3LW, UK
UKHW020917180726
13838UKWH00002B/591

9 782329 392806